寝る・食う・動く

子どもの養生習慣60

若林理砂

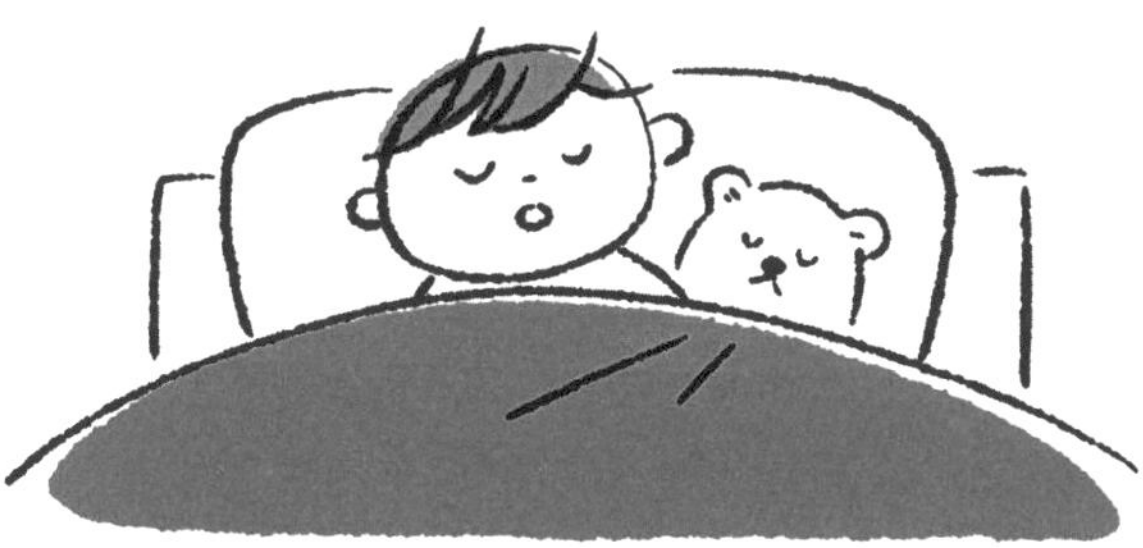

大和書房

はじめに

セルフメディケーションと東洋医学

新型コロナウイルス感染症の流行以降、おそらくは子どもの不調で一番、病院へ駆け込む頻度が高い「発熱」での受診が制限されるようになり、家庭で行えるセルフメディケーションの重要性が、格段にアップしました。以前より、軽い症状で病院へ受診することが、医療資源を圧迫しているのではないかと議論の的になることが多くありましたが、はからずも疫病の流行が、病院への適正受診の後押しになったような形です。

実際、以前からわが家では、発熱だけでは病院へ受診しないことが多いのです。コロナの流行初期の頃に、受診の目安として「37・5度以上の発熱が4日間続いたら」と示されていましたが、通常の感染症の場合でも、このように考えるからです。突然38度の熱が出ても、ほかに症状がなく水分を摂って眠れていて、3日以内に解熱するなら問題ないのです。

とはいえ、わが子とよそのご家庭では、発熱や不調の頻度がまったく違います。わが家で発熱対応が発生するのは、数年に一度です。息子は乳児の頃は年に数回発熱していましたが、3歳に川崎病を発症して以降、頻度が激減しました。娘にいたっては、息子で培われた手法をすべて享受したため、保育園から発熱で呼び出されたことはゼロでした。

その理由は、病院受診を考えなければならないほどの不調にならないうちに、家庭で小さな不調を改善してしまっているからです。どれほど治療に習熟したベテランの臨床家であっても、一度子どもが熱を出したら、発生する手間は膨大なものになります。ですから私は、かなり早い段階で不調の徴候に気づき、その場で潰していく手法に長けていくようになったのです。この方法は実際、「未病治」として東洋医学の世界ではよく知られているものです。優れた名医は未だ病に至らないものを治す、と。

このように不調の兆しに気づいた時から、その兆しを取り逃がして病が発展してしまった後にも、わが家で使われるのが「東洋医学」です。私が鍼灸師であるため、不調の徴候を顔貌診や舌診を利用して察知し、市販の漢方薬の組み合わせによるセルフメディケーションと、鍼やお灸の施術で速やかに改善しています。本書ではこの方法をメインテーマのひとつとしています。

健康で朗らかな子どもの「養生」習慣

「若林さんちのお子さんはメンタルが安定していて、いつも朗らかだね」とおほめいただくことがあります。手前みそのようですが、これもうちの子の特徴では

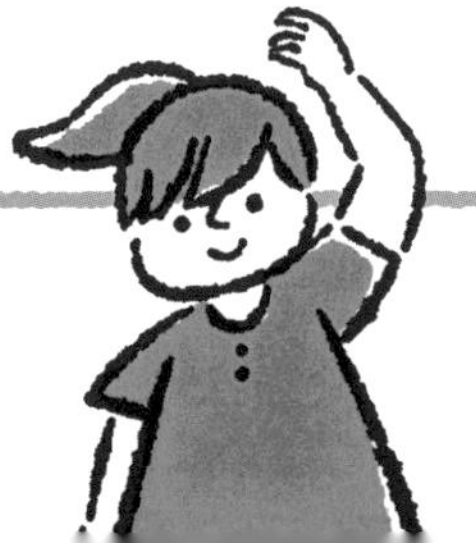

ないかと思います。
　息子はクラスメイトから、「若林が2日続けて暗い顔をしていたら、世界が終わるはずだ」と言われているそうです。現在中学3年生、受験期真っ只中でストレスもあるはずが、誰に当たることもなく、文句も言わず塾に通い、風呂を洗い、おつかいを頼めば買いに行ってくれ、ついでに小遣いをせしめる素敵な男子（身長約180㎝！）になっています。私が15歳の頃は、こんなに朗らかではなかったと思います。だいたい毎日不機嫌で、カリカリして……。娘は、適当に放置しておくと、唄ってモンキーダンスを踊っているような小学3年生です。いるだけで場が和みます。

　発熱や不調の頻度が低く、メンタルが安定的で、朗らかに過ごせること。これは、私が意図的にそのように育てたからです。私の子育ての持論は、「健康で気立がよくて、ご挨拶ができること。そうすれば世界中のどこでも可愛がられて生きられる」です。それを実現する方法が、本書のもうひとつのメインテーマである「養生」習慣なのです。

　養生とは、東洋医学の用語で「飲食起居に関する一切のことをきちんと管理し、気を養い、体を保持する方法」です。私の養生は東洋医学を基本におき、西洋医学のエビデンスも取り込んだ折衷派です。ただ、面白いことに、東洋医学でいわれている「養生」は、西洋医学で最近解明された医学的根拠で説明できることも多いのです。古代人が経験則だけでそこに気づいて伝承してきたことには、感心することしきりです。

ですので、大きく西洋医学によることもなく、ほぼ東洋医学でいわれる手法を現代人の生活に当てはめて使えるようにしています。養生が成立した古代中国は、現代とは気候区分や衛生状態が違っていたり、そもそも医療と呪術が分離しきっていなかった部分があったり（「黒いものを食べると体が温まり、白いものは体が冷える」などは、呪術由来なんですよ！）、暖房や衣服が発達していなかったこともあるので、ここに紹介する現代の養生のほうが、よりシンプルでわかりやすいものになっていると思います。

「養生」でととのえる体内時計の働き

飲食起居……具体的にいえば、「寝る」「食う」「動く」を管理することですが、どうしてこれが、病気になりにくく、メンタルの安定につながるのか、よくわからない方が多いのだと、つい最近気づきました。「寝ること」「食べること」「運動」を毎日きちんと定期的に行えるように習慣づけてやると、体内の自律神経系の働きが一定のリズムで動き続けられるようになるためです。具体的にいえば、体内時計が撹乱されずに働くようになります。

体内時計とは、生き物の体の中にある覚醒と休息を自動で作り出す機能です。この働きにより、日中は活発さを増して、夜間は鎮静させるように体は自動的に調整されています。そしてその体内時計の働きにしたがって、自律神経系の働きも調整がかけられています。自律神経とは、体温・脈拍・呼吸・消化・免疫・ホルモンバランスなど、私たちの体内の調整をすべて自動で行っている神経のことです。

厄介なもので、不規則な生活がほんの短期間続くだけでも、体内時計の働きはバランスを崩してしまうようにできており、リズムを取り戻すのには、壊すのに必要な時間より、はるかに長い時間が必要とされます。乳幼児の頃に乱れた体内時計は、成長しても悪影響を及ぼすことが知られてきており、これが原因で自律神経系のバランスが崩れやすくなり、さまざまな問題を引き起こすと考えられています。ですから、かっちりとリズミカルに働く体内時計を子どもの頃に獲得させてあげられれば、子どもは病気にもなりにくく、メンタルが安定的で、朗らかに生きられるようになるのです。

最後に、本書では発達に凸凹のある子どもたちがよく見せる心や体の動きについても触れています。そういった傾向がある子どもたちは自律神経系の働きが過敏な子が多いのです。症状があるお子さんのすべてが、いわゆる「非定型発達」ではありませんが、ごく普通に見えるお子さんの発達傾向に、一部分だけ凹凸があることは、少なくありません。

わが家の息子も娘も、実際のところ、発達的にはかなり凸凹しています。また私自身、子どもの頃は左右失認があり、アナログ時計が読めるようになったのは小学校3年生で、算数や数学にいたってはおそらく学習障害です（図形の問題だけは異常にできました）。今でも車両感覚がわからず、車の運転がたいへん苦手です。でも、そういった性質とはまったく関係なく、「健康で気立がよくてご挨拶ができる」子に育っています。ですから、そんな特性のある子たちにも、ぜひ、「養生」をおすすめしたいと思っています。

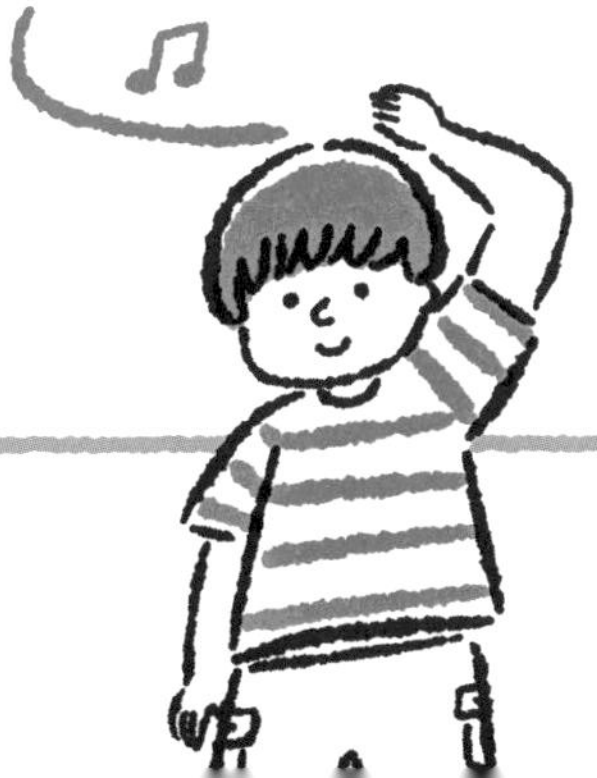

Chapter 1
ぐっすり眠ってすっきり起きる10の養生

98
Chapter 4

ぐっと集中してほっと心をととのえる 10の養生

Chapter 1

ぐっすり眠って すっきり起きる 10の養生

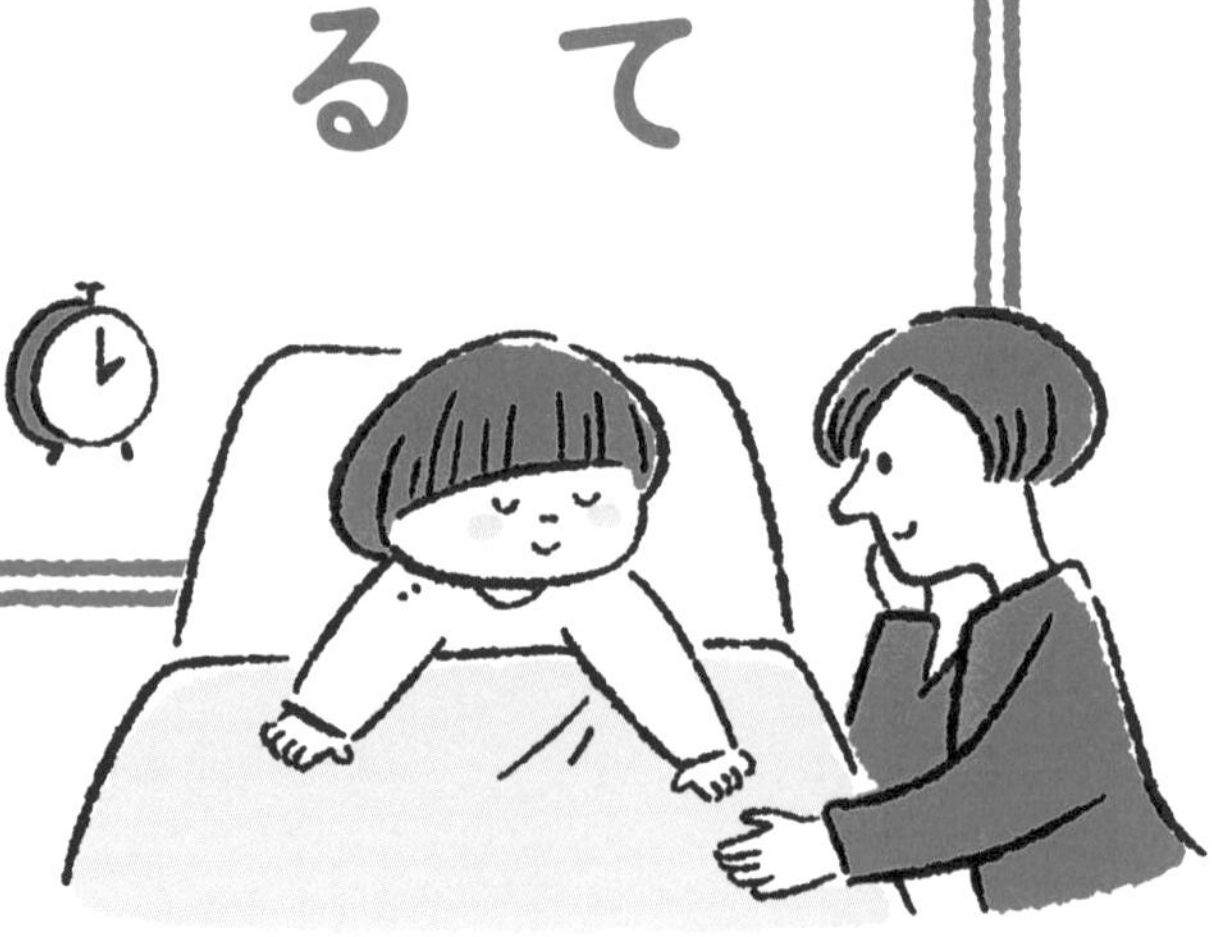

「寝る子は育つ」という言葉のとおり、子どもの成長に睡眠は欠かせません。この章では、睡眠時間の不足や睡眠の質が低下することで起きる自律神経の乱れを防ぐための養生習慣を紹介します。実は、睡眠に問題を抱えているのは、子どもだけではありません。忙しく日々を過ごす親も一緒に取り組むことで、健やかな毎日を過ごせるようになるはずです。

子どもの睡眠習慣と自律神経のはなし

幼少期の睡眠習慣は、大人になってからの生活習慣にも大きな影響を与えます。小さい頃から夜型生活を続けていると、成長しても生活が夜型に傾くことが多いのです。このため、子どもの頃に遅くまで起きている習慣をつけてしまうと、就学や就職をしてからも寝坊や遅刻に悩まされることになりかねません。私は、健やかな生活習慣は親から子どもに贈れる最大のプレゼントだと思っています。どんなに勉強ができたとしても、決められた時間に登校・出社ができないと、本来受け取れたはずの社会的評価が大きく下がったり、よい人間関係を築く機会に恵まれにくくなったりすることもあるのではないでしょうか。将来、周囲の人と楽しく関わって社会生活を送れるよう、幼いうちに睡眠リズムをととのえていきましょう。

脳の中には、生体時計と呼ばれる機能があり、外の明るさや暗さに合わせて、私たちの体の温度やホルモンを出すタイミング、眠ったり起きたりするリズムを調整しています。

生体時計がコントロールしている大切なホルモンのひとつがメラトニンです。メラトニンは、明るい昼間は少なく、暗い夜に多く分泌されます。夜遅くまで明るい光に照らされて起きていると、メラトニンの分泌リズムが崩れて、眠くなる時間がどんどん後ろ倒しになります。しかし、朝起きる時間は社会的に決められていることが多いので、どんなに眠くても一定の時刻に目覚めなければならず、寝不足のまま活動することになります。これが長く続くと、自律神経失調につながるのです。

自律神経は、人間の体を自動操縦してくれている神経群のことです。私たちの心臓は、私たちが毎日「心臓動け！」と命令しなくても、止まることなく動き続けてくれていますよね。このように動物の体内では、あらゆることが自律神経によって調整されて運営されています。この働きがおかしくなるのが「自律神経失調」です。

体温調整がうまくいかない、食欲不振やドカ食いが起こる、朝だるくて仕方がない、頭痛がするなどを訴える症状のうち、病院で原因を探ってもとくに医学的問題が見当たらない場合、自律神経失調に陥っていると考えられるのです。

どんな人でも一度や二度は、ひどい寝不足の状態で丸一日活動したことがあると思いますが、そんな時、妙に体が暑かったり、食欲が落ちたり、逆に異常におなかが減ったり、吐き気がしたり、頭痛がしたり、変な汗をかいたり、動悸がしたりしませんでしたか？　あの症状が自律神経失調です。もし、わが子が慢性的にそんな状態で生活しているのだとしたら、恐ろしいと思いませんか？

アメリカの睡眠学会の指針では、子どもに必要な睡眠時間について、次のような目安を示しています。

新生児（0〜3カ月の赤ちゃん）　毎日14〜17時間（昼寝も含む。夜通し眠ることはあまりない）

乳幼児（4〜11カ月の赤ちゃん）　毎日約12〜15

時間
幼児（1歳から2歳）　毎夜、11〜14時間
未就学児（3〜5歳）　毎夜、10〜13時間
児童（6〜13歳）　毎夜、9〜11時間
ティーンエイジャー（14〜17歳）　毎夜、約8〜10時間

子どもたちは成長するにつれて、少しずつ必要な睡眠時間が減少します。まず、あなたのお子さんの年齢では何時間寝る必要があるのかを確認し、起床しなければならない時間から、何時に就寝しなければならないのかを、逆算してみましょう。

働くお母さん、お父さん方からすると「仕事で帰宅が遅くて、とてもそんな時間に寝かせられない……」と愕然とするかもしれません。たとえば保育園・幼稚園児を朝7時に起こすとすると、少なくとも夜9時には寝かさなければならないからです。さらに長く眠る特性を持っている子なら、午後6〜7時には寝かさなければならないのです。

近年、子どもたちの就寝時刻が遅く、睡眠時間が短い傾向が明らかになっています。1歳6ヶ月〜6歳児までのすべての年齢層において、夜10時以降に就寝する子たちが増えています。保育園・幼稚園では、お昼寝の時間が設けられていることが多く、そこで睡眠不足が解消できます。しかし、小学校に入学してからは、そうはいきません。このため、睡眠不足から自律神経に不調をきたして、不登校になってしまう子どもも少なくないのです。

日本では、大人でも諸外国より短時間睡眠の傾向がはっきりしており、とくにお母さん方は世界平均より1時間ほど少ない状態です。日本人は親子ともども、慢性的に寝不足の状態で日々を過ごしているというわけです。これでは、機嫌よく毎日を過ごせるはずもありません。

適切な睡眠は、疲労を回復し、自律神経系をととのえるだけでなく、成長ホルモンを出させるためにも必須の習慣です。成長ホルモンは、睡眠と運動の2つによって、分泌を促進されます。ですから日中はたくさん体を動かし、夜は早く寝ることによって、しっかりとした筋肉と骨を作ることができるのです。また、脳内の神経ネットワーク形成や細胞の修復・生育もまた、成長ホルモンによって促されます。睡眠不足の子どもは、脳の働きも鈍くなる可能性があるのです。

東洋医学では、睡眠は体の深いところの「気」を養って回復させる働きを持つと考えられています。ですから、睡眠不足になるということは、どんどん疲れを悪化させて、命を短くする行為なのです。また、体の深いところの「気」の量は脳の機能に影響するとされており、それが少なくなると、記憶したり、ものを考えたりするなどの頭の働きもわるくなるといわれます。科学的研究と東洋医学で昔からいわれていることが一致しているのは不思議な話です。

体が元気で、頭もいい子に育てるのは、親の理想のひとつでもあるでしょう。

子どもの睡眠リズムをととのえ、自律神経の働きを安定させる秘訣は、

- 少なくとも夜の9時までには寝かせる
- 朝は太陽の光を浴びさせ、日中は体を動かさせる
- 朝食を摂らせる

以上の三点だけです。これだけで、体内時計もホルモンバランスもととのって、体調もメンタルも安定していきます。

／子どもの気になる様子／

布団に入ってもなかなか寝つけない

Before

交感神経が優位
夜中に目が覚める
眠りが浅い

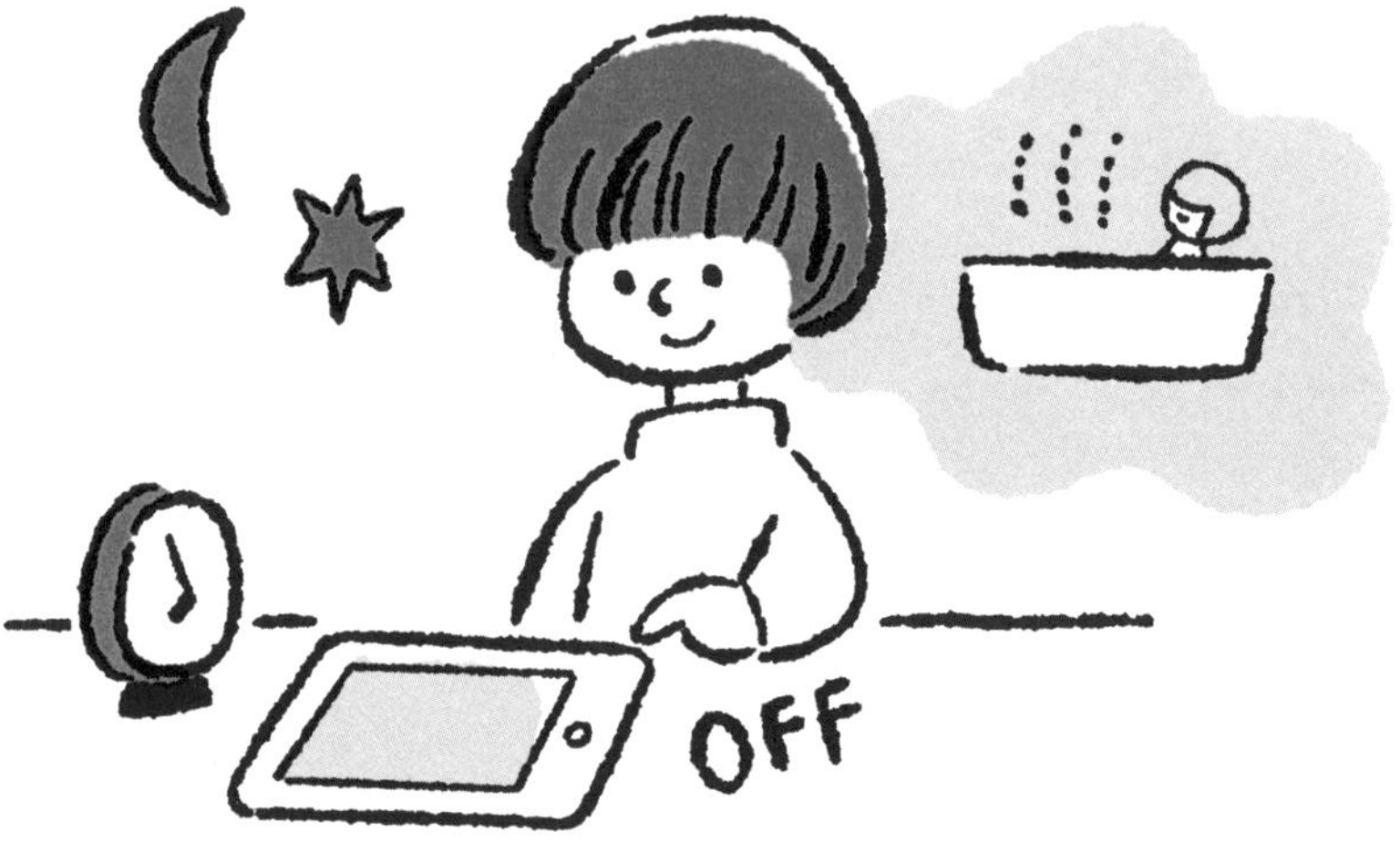

習慣 1

きもちよく眠る準備をしよう

After

副交感神経が優位
短時間で寝つく
眠りが深くなる

布団に入ってもなかなか寝つけない

寝つきがわるくなる原因として、いくつかの生活習慣が考えられます。

まず、朝の光をしっかりと浴びていないこと。眠気を誘うメラトニンという物質は、朝の光を浴びると分泌が止まり、約15時間後に再び分泌量が増加します。起床後に浴びる光が少ないと、その分泌リズムが崩れ、入眠しにくくなってしまうのです。

またメラトニンの分泌は、強い光刺激にさらされると低下します。少なくとも寝る1時間前までにテレビ、ゲーム機、スマホ、タブレットなどの使用を避け、目から入る光刺激を減らしましょう。

眠る1~2時間前に、ぬるめのお風呂につかるのも有効です。熱すぎるお風呂は、交感神経を高ぶらせるため、寝つきがわるくなってしまいます。

寝室の環境や寝間着の選び方も重要です。寒くても暑くても眠りにくくなります。わが家では冬場はツナギタイプのスリーパー、夏場はTシャツや上下の下着のみです。

習慣にしたいのは、寝室で長い会話をしないこと。子どもは会話したがりますが、寝室は「寝るところ」ときっぱりとに伝えます。絵本の読み聞かせの習慣がある場合も、物語が終わったら会話も終わりにするなど、ルールを作るとよいと思います。いわゆる発達に凸凹のある子どもの場合、赤ちゃんの頃から寝つきがわるい傾向があります。漢方の「抑肝散《よくかんさん》」と「酸棗仁湯《さんそうにんとう》」の服薬が有効な場合もあります（187、188頁）。

※漢方は、かかりつけ医、薬剤師または登録販売者に相談し、保護者の指導監督のもと服用させてください。

きもちよく眠る準備をしよう

／子どもの気になる様子／

やりたいことが多くあって、眠るのを嫌がる

Before

白眼が青っぽい
交感神経が優位で落ち着きがない
語気が強い

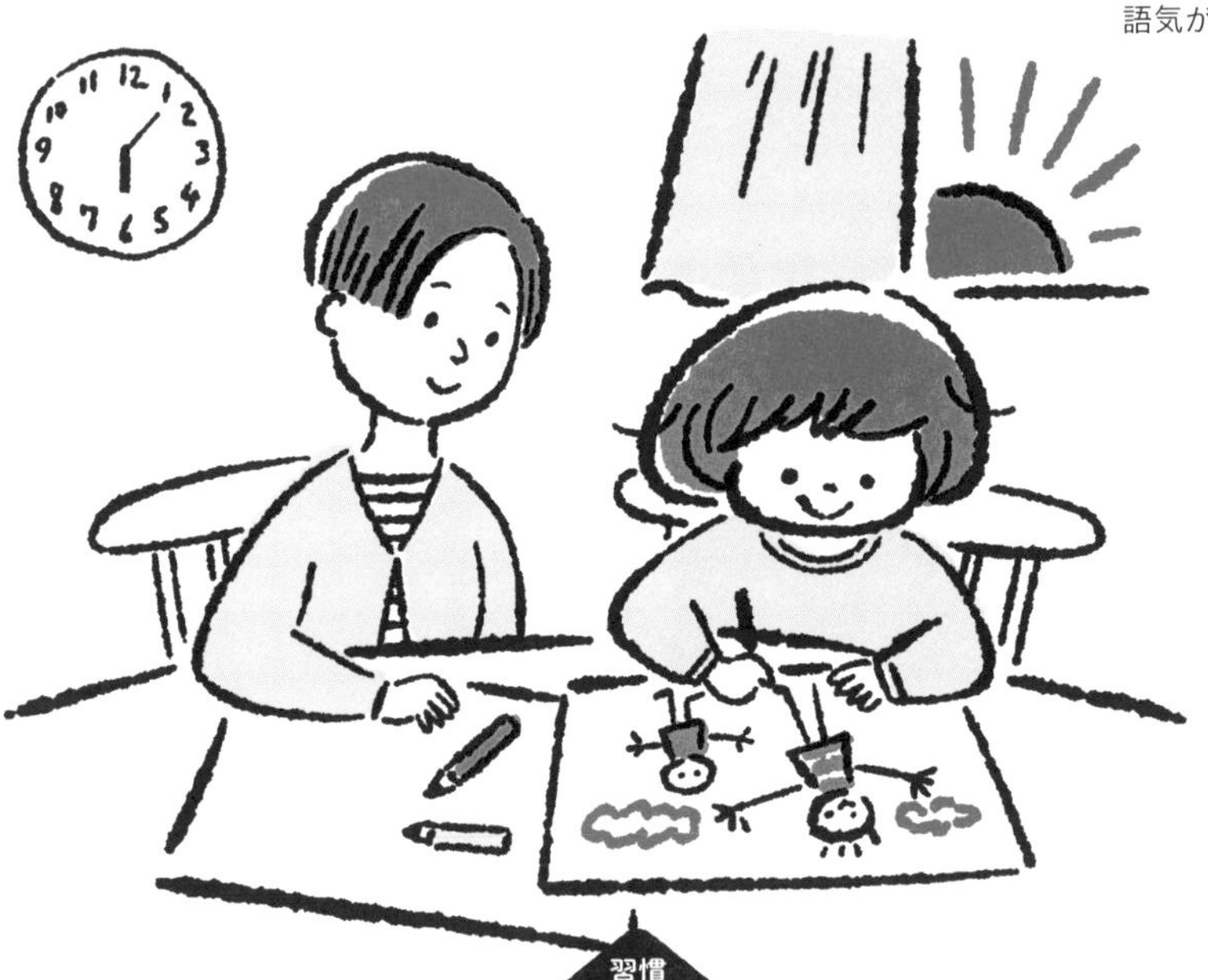

習慣
2

やりたいことは、「朝」にやろう

After

副交感神経が優位で集中力が高まる
語気がやわらぎ、人の話を聞ける

やりたいことが多くあって、眠るのを嫌がる

寝るのが惜しいという子は、やりたいことが山ほどある活発な子、「陽」の気が強い子が多いようです。1日を通じてよく動き、保育園や幼稚園、学校では眠くならないし、活動していたいので、お昼寝の時間も嫌う傾向があります。

「陽」の気が強いこと自体は、わるいことではありませんが、いくら本人が「疲れていない」「眠くない」というからといって、好きにさせていいかというと、そうはいきません。睡眠不足が続けば、自律神経に不調をきたしてしまうからです（16〜19頁）。

このようなタイプの子どもは、やりたいことを満足いくまでさせてあげられるように、「早く寝て、明日の朝、早起きして楽しもう」と誘導してみましょう。

ただこの場合、親が夜型のままだと、親の睡眠時間がまったく足らなくなる可能性があります。これを機に、家族で朝型にシフトするのもいいのではないでしょうか。試すと実感できますが、睡眠によって脳の疲労が消えている朝は、作業がはかどるのです。疲れた体を引きずるようにして家事や仕事を片づけるより効率的です。

「大人だけの時間が欲しい」という方、大丈夫です。大人は子どもより短い睡眠時間で事足りますから、子どもの就寝後1〜2時間ほどは猶予があります。ですが大人でも、少なくと夜12時前には就寝しなければ、慢性的な睡眠不足に陥ることは心に留めておいてくださいね。

やりたいことは、「朝」にやろう

／子どもの気になる様子／

目覚めがわるく、いくら寝ても寝足りない

Before

起こしてもなかなか起きない
起こすと機嫌がわるい
日中の昼寝が長い

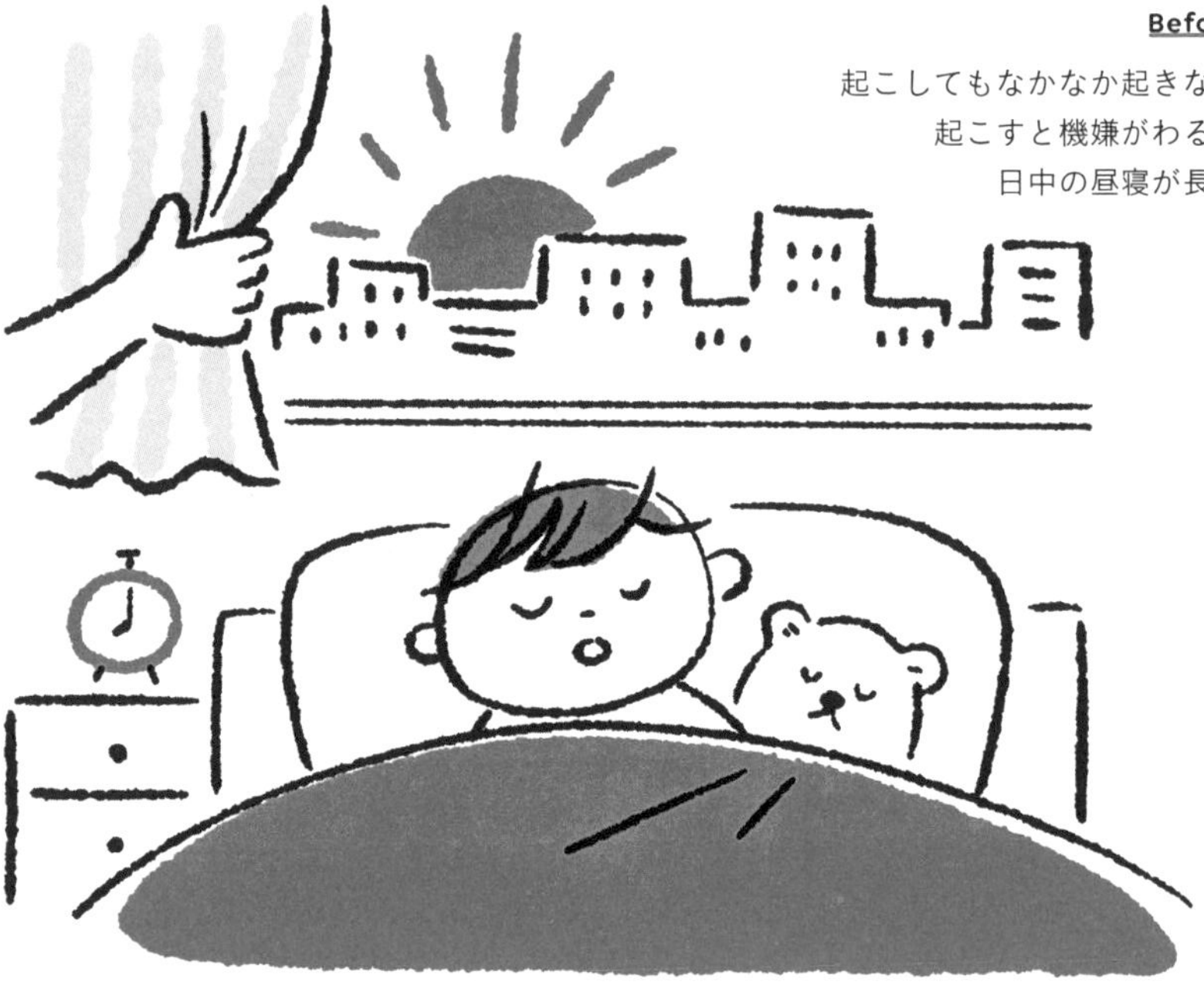

習慣 3

毎日、同じ時間に朝日を浴びよう

After

夜長く寝て、朝すっきり起きられる
寝起きの機嫌がよくなる

目覚めがわるく、いくら寝ても寝足りない

ロングスリーパーと呼ばれる睡眠タイプの人がいます。人よりも長く寝ないとならない遺伝子型を持っている人で、なぜか芸術家に多いことも知られています。そうでなくても、子どもは大人と比べて長く眠る必要があるので（16〜19頁）、もし夜9時以降に寝ていて、「朝起こしても起きない」のであれば、それは当たり前と考えてください。

ロングスリーパータイプの子の傾向は変えられないので、できるだけ早い時間に寝かせるようにしてください。夜に眠り、朝起きて、昼間活動できる（居眠りしていない）なら、大丈夫です。帰宅後に昼寝をしたがるなら、15〜45分間を目安にさせると、夜の睡眠に支障が出にくいでしょう。

寝すぎてしまう子を目覚めやすくさせるために有効なのが、朝日を顔に浴びさせることです。窓際に寝かせ、朝起こす前にカーテンを開けて、朝日を浴びさせるのです。そうするとメラトニンの分泌が止まり、目覚めやすくなります。

どんなタイプの子どもでも、睡眠リズムを一定に保つことは大切です。

とくにロングスリーパータイプは、休日の朝、遅くまで寝ていたがりますが、平日と同じ時刻に起こします。週末に睡眠リズムを崩すと、元に戻すのに週の半ばあたりまでかかります。これは大人でも同様です。

睡眠前の習慣や睡眠時の環境で、睡眠の質が落ちている可能性もあります。20頁や26頁を参考に、眠る準備をととのえてみてください。

毎日、同じ時間に朝日を浴びよう

／子どもの気になる様子／

起きたばかりなのに、体がだるそう

Before

寝る前より、朝疲れている
寝起きにとても不機嫌
朝食や身支度がはかどらない

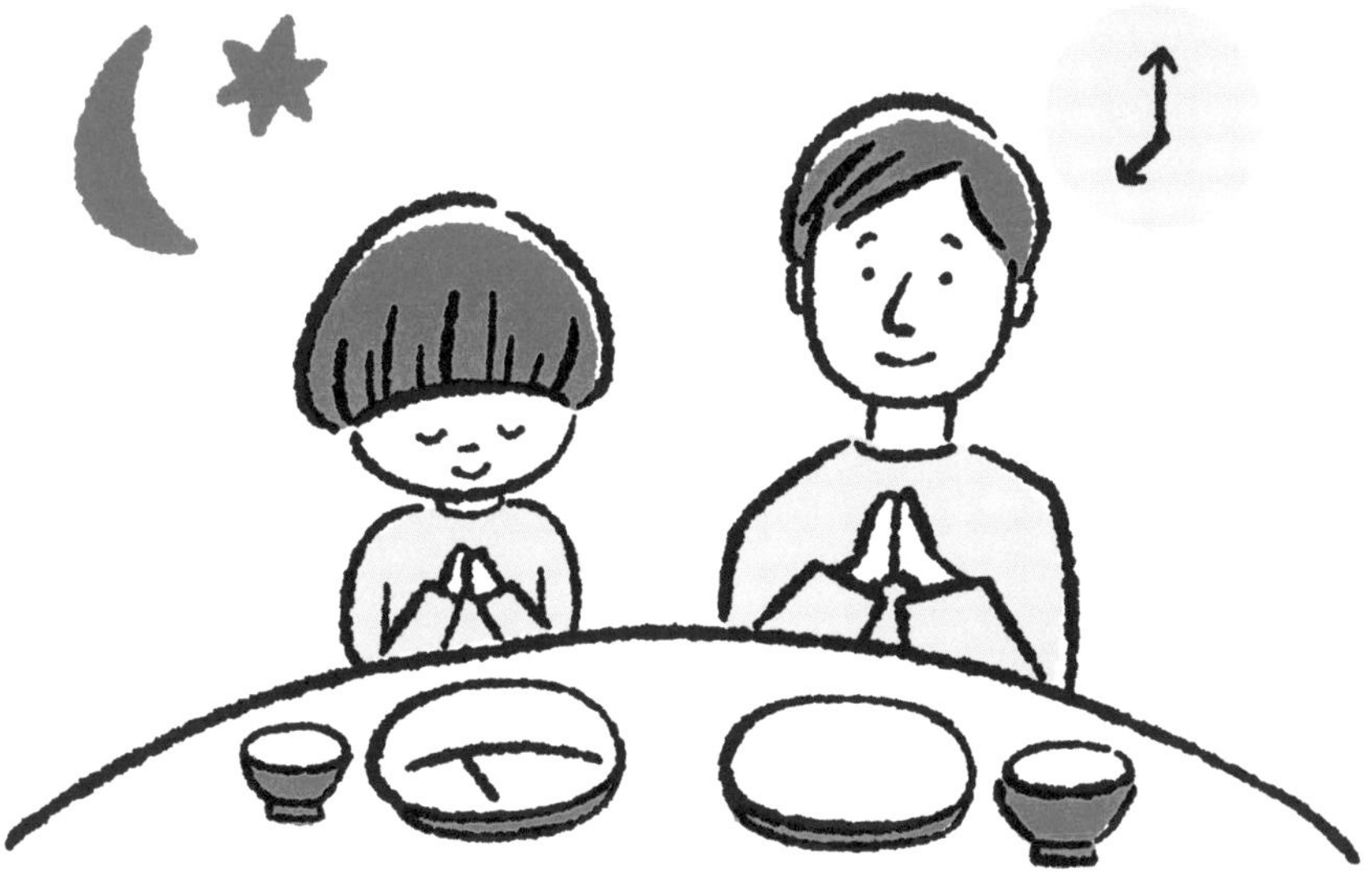

習慣
4

就寝の2時間前に、夕飯は食べ終わろう

After

寝起きの機嫌がよくなる
朝食や身支度がスムーズにできる

起きたばかりなのに、体がだるそう

↓

娘が「せっかく眠ったのに、どうして寝る前よりも眠いの!? 寝た意味がないよ」とプリプリ怒って起きてきたことがあります。名言だな……と感心しつつ、「起きてしばらくの間はメラトニンが出ているから、寝つく前よりかえって眠いものなのだ」と答えましたが、納得がいかない様子でした。

もし朝起きても、ひどく眠気が残っていたり、体にだるさがある場合は、睡眠の質が低下して眠りが浅くなっている可能性があります。

原因としてとくに多いのが、夕食をとる時間が遅いこと。胃の中にたっぷり食べものが入ったまま眠ることになるため、体や脳の回復よりも、消化にエネルギーが使われ、睡眠の質が低下して、翌朝の胃もたれや不調、だるさにつながるのです。理想は就寝の2時間以上前に食事をとり終えることです。

食事の時間は、親のオペレーションによるところも大きい問題です。仕事で帰宅が遅くなる場合、食事の時間を早めるのは難しいことだろうとは思いますが、献立を簡略化して消化のいい軽い食事にしたり、時には外食・中食を活用するなどして、工夫してください（44～47頁）。

寝室の環境も重要です。明るすぎる照明をつけていると、体内時計に乱れが生じます。寝室の電気は必ず消してください。ゲーム機やテレビ、タブレットやスマホの発する光にも同様の作用があるため、就寝の1時間前には操作をやめさせましょう。

↓

就寝の2時間前に、夕飯は食べ終わろう

／子どもの気になる様子／

寝起きにぼーっとして、目が開けにくい

Before

遮《しゃ》光《こう》器《き》土《ど》偶《ぐう》のように目が開かない
なかなか布団から出られない
起きてきてもぼーっと眠たそう

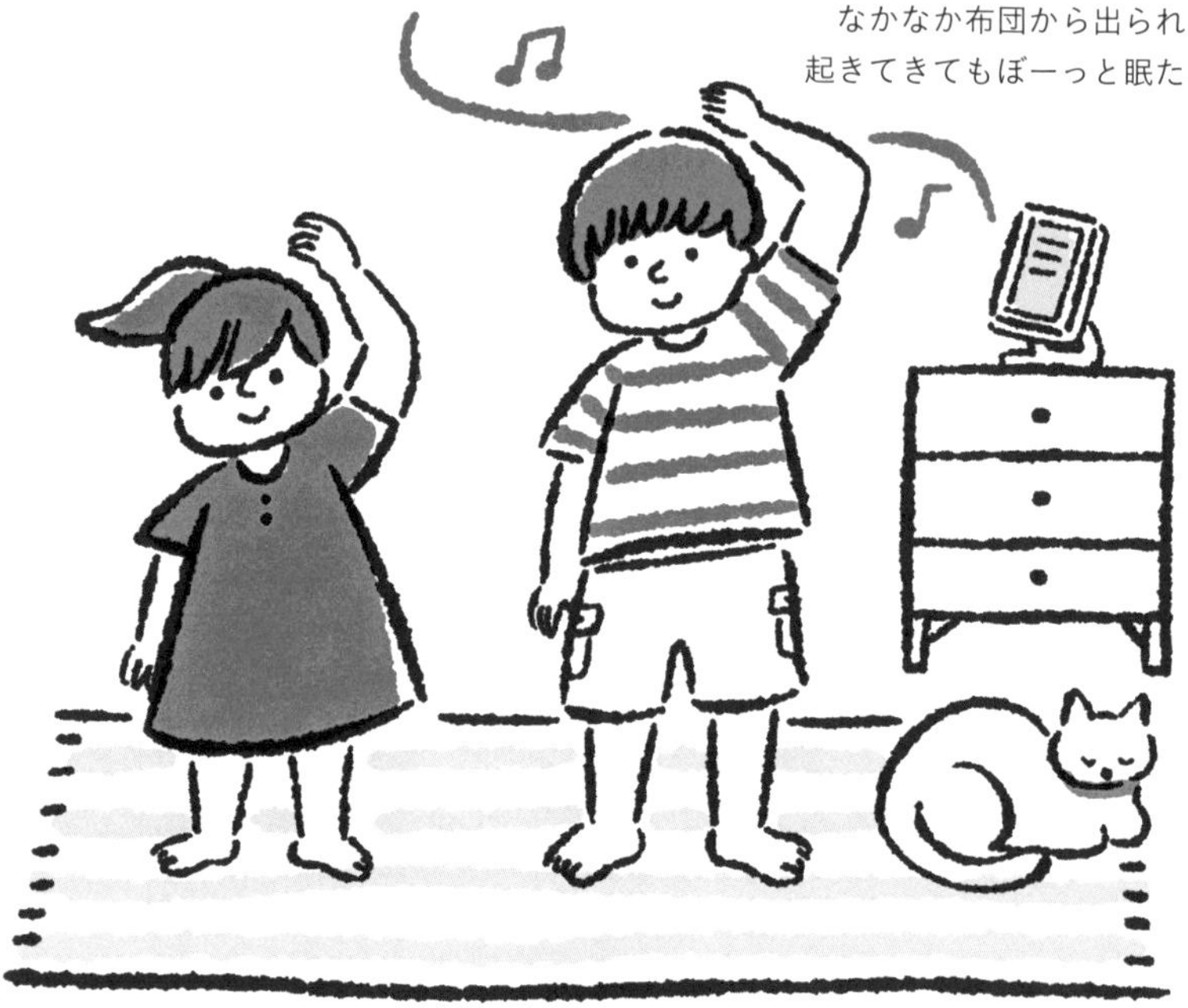

習慣
5

朝、温かいものを食べて、軽く運動しよう

After

遮光器土偶が埴輪くらいになる
すっきり活動を始めるようになる

寝起きにぼーっとして、目が開けにくい

わが家では朝7時前に子どもたちを起こしていますが、時々子どもが、目を遮光器土偶のようにして起きてきます。見たことがありますよね、遮光器土偶……。目が開いてるのかどうなのかわからないくらい、ほぼ一本線になった顔です。そんな日の娘は、リビングにゴロンと転がり、うつ伏せになってしまいます。賑やかなテレビ番組をつけてしばらく放っておくと、横目で見始め、少しずつ醒めてきます。そこで温かい朝食を食べさせると、完全復活します。一方息子とは、一緒に運動する習慣を続けていました。朝食後に近所を1周、5分ほど走ってくるのです。これではっきり目が覚めます。

人の体温は眠っている間に下がるため、寝起きは体温が一番低い状態です。また空腹で血糖値も下がっています。そこで温かい朝食をとると、体温と血糖値が上がり、体がスムーズに動き出すようになるのです。東洋医学でも、消化器を温めることが健康につながるといわれています。

また軽い運動をすると、心拍数が上がり、交感神経が優位になって、目が覚めます。とはいえ、朝、外出するのはおっくうでしょうから、録画したテレビ体操や録音したラジオ体操に合わせて運動するなどでもいいでしょう。

もし目が開けにくいというだけでなく、手足までむくんでいたり、強いだるさがあるようなら、別の疾患が隠れている場合があります。2、3日症状が変わらなければ、必ず病院を受診してください。

朝、温かいものを食べて、軽く運動しよう

／子どもの気になる様子／

夜中に起きてしまう、夜泣きする

Before

夜中に起きる
寝ぼけて声をあげる
寝るのを怖がる

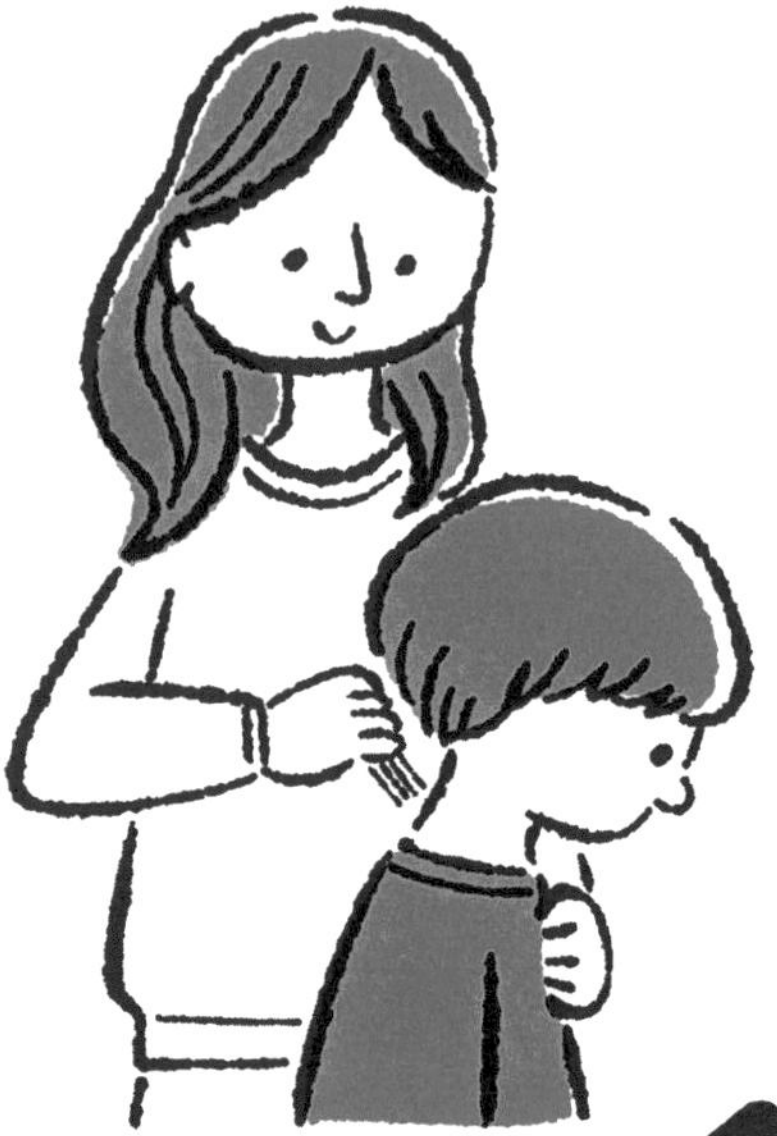

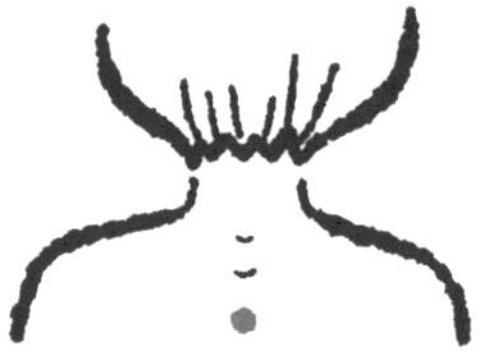

身柱

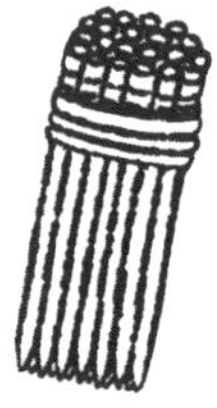

つまようじ鍼

習慣
6

夜泣きには、つまようじ鍼と漢方を試そう

After

朝まで眠れる
怖がらずに眠れる
自分から服薬できる

夜中に起きてしまう、夜泣きする

睡眠に不調が出る子は、東洋医学では「疳の虫が強い」といわれます。疳の虫といえば、「樋屋奇応丸《ひやきおうがん》」や「宇津救命丸《うづきゅうめいがん》」がポピュラーです。

もしそれらを試してみてもうまく眠れない場合、まず試したいのが「身柱」と「側頭部」へのごく軽い「つまようじ鍼（181頁）」です。「身柱」は、下を向いたときに、首と背中の間に飛び出る大きな骨の出っ張りを上から数えて3つ目、その下のくぼみにある経穴です。ほとんど軽くなでる程度の刺激で、3～5秒ほど行います。これは、日中にイライラしやすい子どもにも有効な方法です。

「つまようじ鍼」でうまく改善しない場合は、漢方薬の「抑肝散《よくかんさん》」と「酸棗仁《さんそうにん》湯《とう》」の処方がよく効きます。「抑肝散」のみで眠れるようになる子も多いので、まずは「抑肝散」を試し、それで改善しなければ「酸棗仁湯」を試してください。

これはもともと小児のための薬ですが、「母子同服《ぼしどうふく》」といって親御さんも一緒に服薬するとよい結果が得られるとされます。連日お子さんに起こされて疲弊しているご両親は一緒に飲んでみましょう。

「抑肝散」だけでは嫌な夢を見るのが抑えられない子どももいます。私の娘がそのタイプで、ある時、横着して「抑肝散」だけを服薬させたら「もういっこも飲まないと変な夢を見るのよ」といって、自分で薬を持ってきました。効いている場合、服薬の意義が子どもにも十分理解できるようです。

※漢方は、かかりつけ医、薬剤師または登録販売者に相談し、保護者の指導監督のもと服用させてください。

夜泣きには、つまようじ鍼と漢方を試そう

／子どもの気になる様子／

寝ている間に足がつる、寝ちがえる

Before

明け方に脚の痛みで大騒ぎして起きる
寝起きに首が回らなくなっている

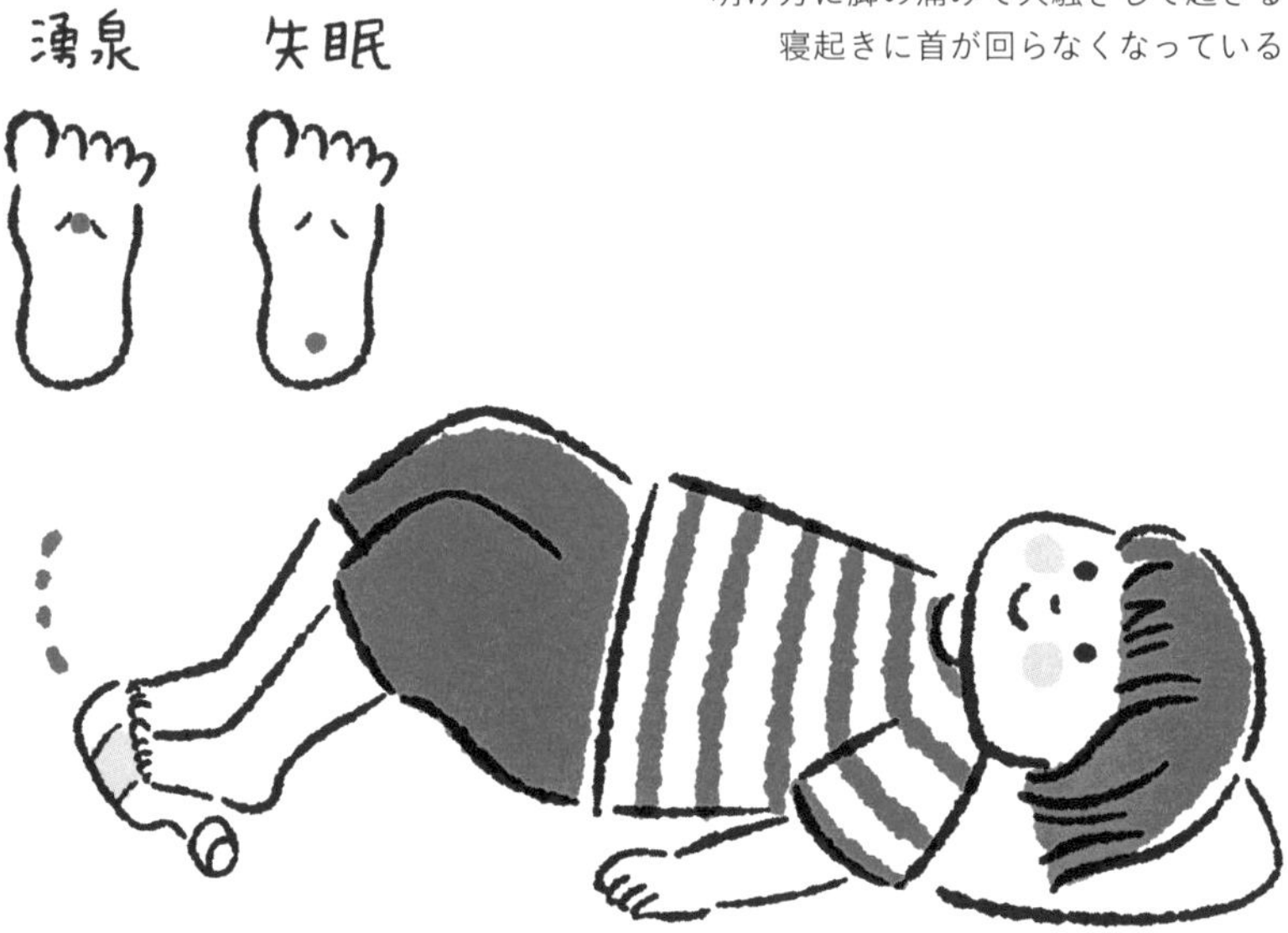

習慣
7

疲れている日は、寝る前にペットボトル温灸をしよう

After

痛みを予防できる
痛みが出ても緩和できるので安心

寝ている間に足がつる、寝ちがえる

子どもでも、就寝中に脚がつったり、首を寝ちがえたりすることがあります。それがたまになら問題ないのですが、頻繁な場合は運動不足か、運動過剰を疑ってください。

運動不足、運動過剰のどちらでも、筋肉が攣縮して、脚がつります。筋肉の攣縮には漢方薬の「芍薬甘草湯《しゃくやくかんぞうとう》」が効果的です。これは西洋医学的なエビデンスもあり、即効性があります。子どもだけでなく大人も服用できますので、薬箱に常備しておくといいと思います。症状が連日のように出ているなら、予防的に就寝前に飲んでも構いません。痙攣が起きた後、すぐに飲んでも、効果があります。

たくさん運動して筋肉に疲労が溜まっている日や、明け方に脚がつりやすい人におすすめなのが、就寝前に足の裏にある経穴の「失眠《しつみん》」・「湧泉《ゆうせん》」を、「ペットボトル温灸（180頁）」で温めることです。1秒×3〜4回、図の位置に押し当てます。子どもの足裏の皮膚は薄く柔らかいので、「熱いっ」と感じたら前述の回数に満たなくてもやめます。逆に大人は皮膚が厚いので、熱いと感じるまで、回数に限りなく行いましょう。たいていの人は熱く感じるまで10回近く行わないとなりません。

もし首を寝ちがえてしまったら、手にある経穴「合谷《ごうこく》」「手三里《てさんり》」「落枕《らくちん》」「指骨《しこっ》間《かん》」（182頁）を親指で押しながら、首を回したり、左右に振ったりしてみましょう。すると首の動きがよくなる経穴が見つかります。経穴をじわっと押しつつ首の運動を続けると、痛みがラクになります。

※漢方は、かかりつけ医、薬剤師または登録販売者に相談し、保護者の指導監督のもと服用させてください。

疲れている日は、寝る前にペットボトル温灸をしよう

／子どもの気になる様子／

寝ている間や寝起きに鼻血が出る

Before

鼻血で目が覚める

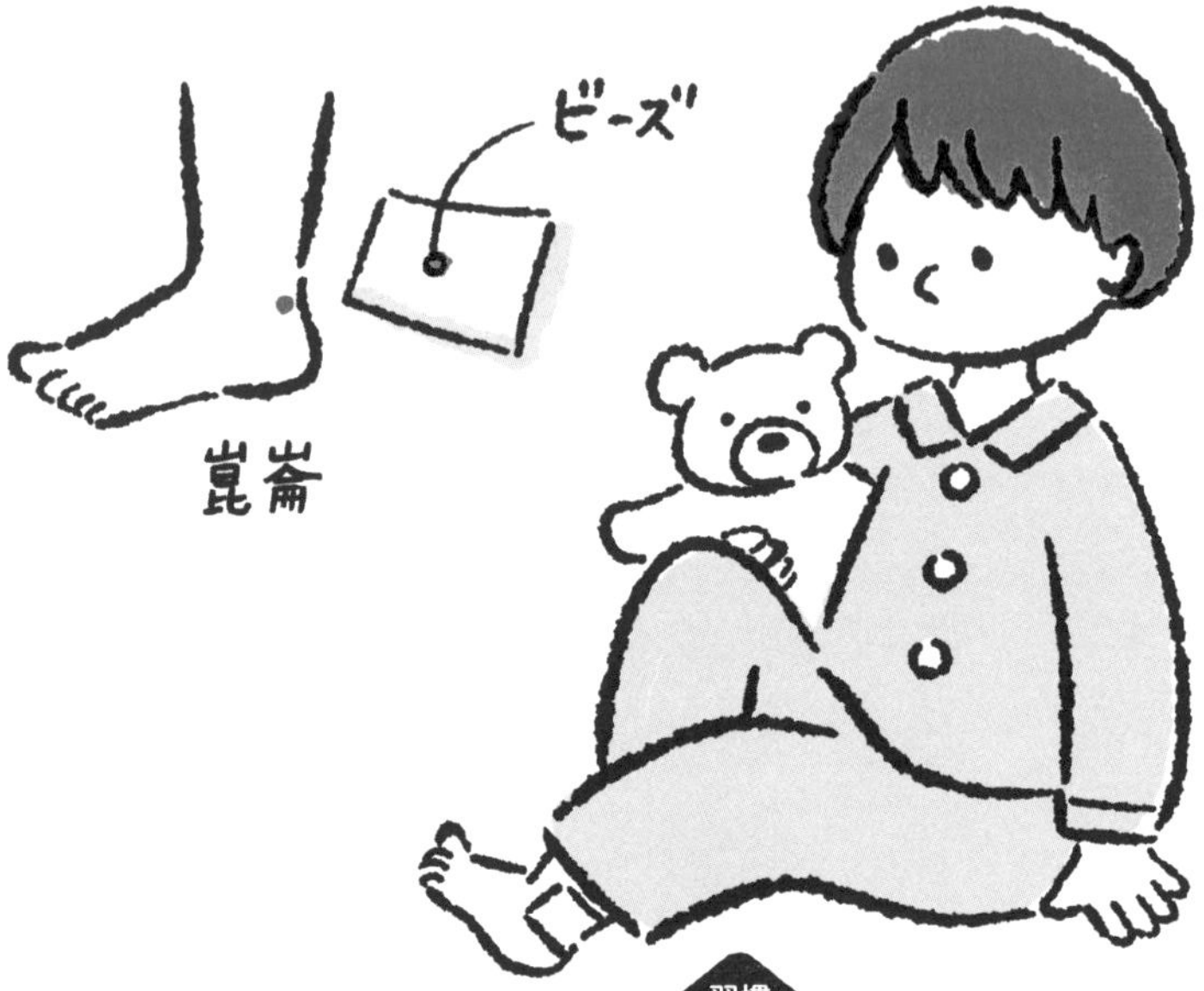

習慣
8

「崑崙《こんろん》」に ビーズテーピングを してみよう

After

鼻血が止まりやすくなる

寝ている間や寝起きに鼻血が出る

朝起きたら、子どもの顔が血だらけ、枕がスプラッタ……なんてことが起きるのが子育ての現場です。わが家の娘、息子も何度もあります。

子どもは体内の「陽」の気が強く、伸び盛りなので血気が頭にのぼりやすいとされ、ちょっとしたことで鼻血が出るのです。出血がすぐに止まるなら、「元気な証拠」だと思ってください。

出血時には、足の太陽膀胱経《たいようぼうこうけい》という経路のなかの経穴、「崑崙《こんろん》」に「ビーズテーピング」をすると、止まりやすくなります。「崑崙」は、外くるぶしとアキレス腱の間の凹んでいるところにあります。「ビーズテーピング」とは、鍼灸臨床で使用される「円皮鍼」や「置き鍼」の代わりで、ビーズや米粒などの粒状のものをテープで貼付し、しばらく置くものです。経穴に対して刺激を継続的に、簡単に効率的に加えることができます（181頁）。

頻繁に出血して止まりにくい、ちょっとぶつけただけであざができて、治りにくいなどの場合は、ほかの重大な病気が隠れている場合もあるので、医師の診断を受けましょう。

血液がついた寝具や衣服のケアも紹介しておきます。シミの範囲が狭ければ、裏にティッシュペーパーを当て、オキシドールを直接かけます。細かい気泡がシュワっとして、何度か繰り返すと、シミが薄くなります。血液はタンパク質ですから、熱を加えると凝固して落ちなくなります。範囲が広い場合は、酸素系の粉末漂白剤を水で溶き、歯ブラシなどでこすってから洗濯機で洗いましょう。

「崑崙」にビーズテーピングをしてみよう

／子どもの気になる様子／

昼寝からなかなか起きられない

Before

昼寝が長い
昼寝しすぎて、夜眠れない

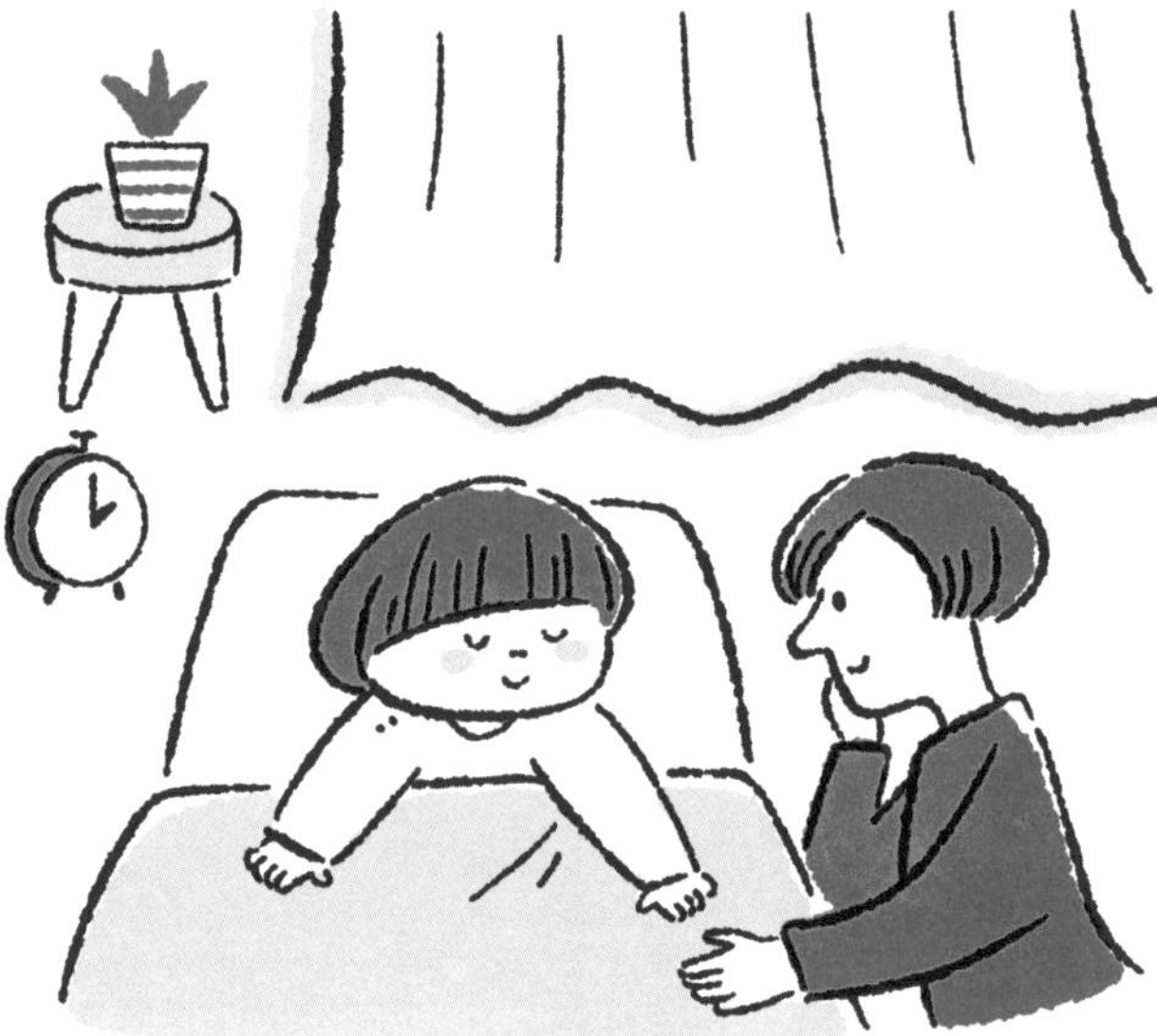

習慣
9

明るい部屋でお昼寝しよう

After

短い昼寝ですっきり起きられる
夜、熟睡できるようになる

昼寝からなかなか起きられない

昼寝の時間の目安は、以下の時間です。

・0歳児
午前中に1～1時間半くらい、正午頃に約2時間、午後に30分～1時間程度の計3～4時間。

・1～2歳児
お昼頃過ぎに1～2時間半。

・3～4歳児
ほとんど必要なくなりますが、必要に応じて30分程度

0～1歳児でも、毎日だいたい決まった時間に昼寝をさせ、時間をある程度決めて、しっかり起こすようにしておくと、その後の睡眠リズムがととのいやすくなりますし、夜に眠れないなど、睡眠の問題が起きにくくなります。

3歳以上の子で、なかなか昼寝から起きられない子は、睡眠リズムの一単位でもある45分単位で起こしてあげると、目覚めやすいようです。

また、昼寝を暗いところですると、目覚めにくくなってしまいます。また、夜寝るのと同じベッドや布団でも、ぐっすり寝込んでしまう傾向があり、よろしくありません。

昼寝をするなら、寝室とは別の場所、外の光が入る場所で昼寝をするといいでしょう。遮光カーテンなどは使わず、レースのカーテンなどで日光をやわらげ、部屋の明るさを保ってやってください。

短い昼寝は、大人にとっても健康によいことが知られていますが、同様の理由で、寝室で寝たり、アイマスクをして寝るのは、よくありません。大人の場合は、20分を超えない昼寝を心がけてください。

明るい部屋でお昼寝しよう

／子どもの気になる様子／

寝相がわるい、寝ている間にひどく動く

Before

ベッドから落ちる
布団から出て、体が冷えてしまう

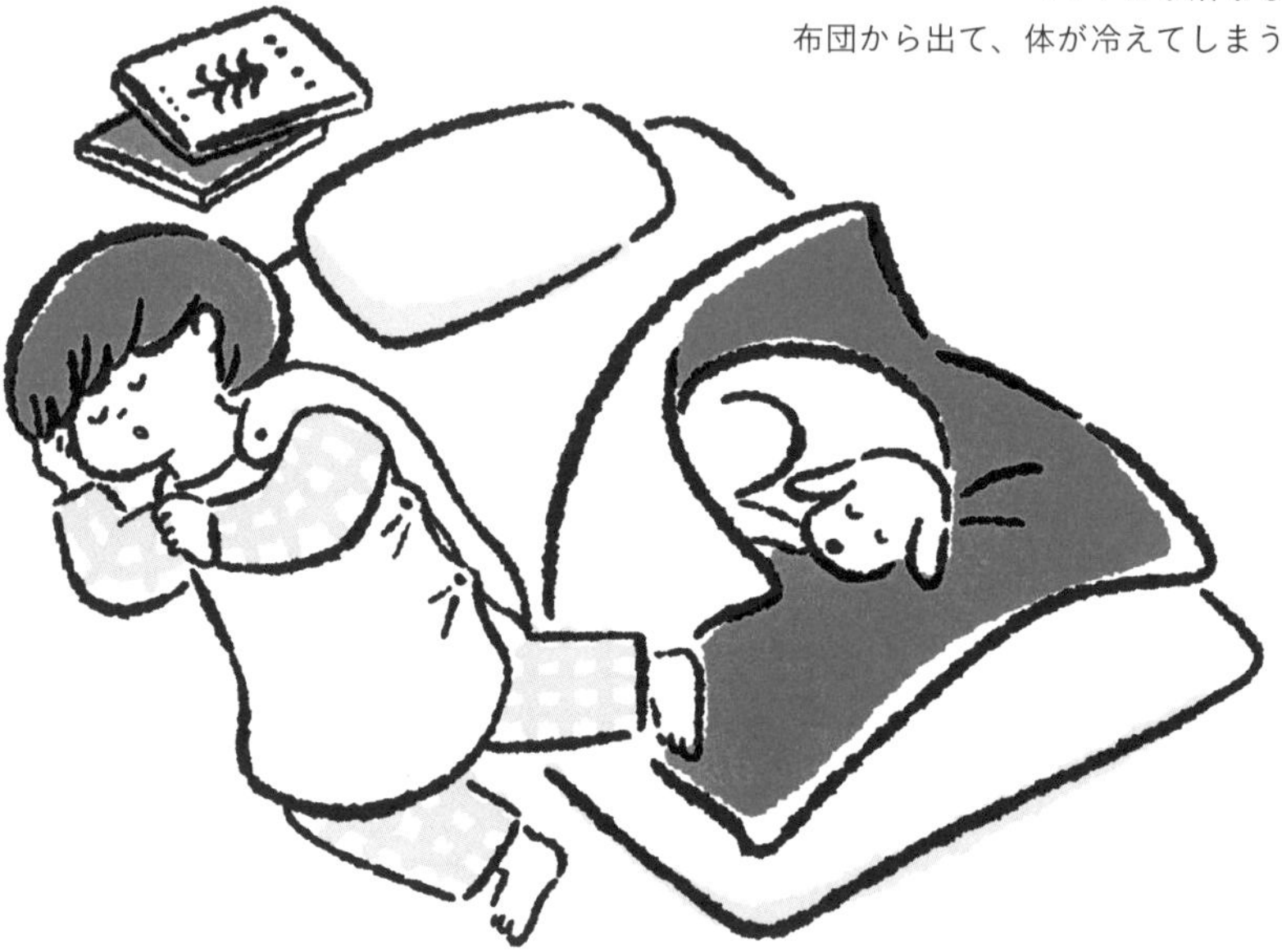

習慣 10

スリーパーや腹まきで冷えを予防しよう

After

ベッドから落ちる隙間がなければ心配ない
体が冷えすぎないようにする

寝相がわるい、寝ている間にひどく動く

∨

わが家の娘、息子も夜中に大運動会をするタイプで、朝起きると、部屋の中で行方不明になっていることがよくありました。

子どもは、寝ている間に盛大に動くことで、体の均等な発達を促しているのだともいわれていて、この動きは無理に止められるものではありません。また不思議なことに、小さな頃にどんなに寝相が悪くても、成長するにしたがってだんだん動きが減っていきます。

ですから、寝相のよしあし自体はなにも心配する必要はありませんが、激しい動きで、高さのあるベッドから転落すること、布団がはだけて体が冷えることには、注意が必要です。

ベッドガードをつける、ベッド下にマットレスを敷く、ベッドをやめて布団にする、冬場はスリーパーを着せるなど、ご家庭に合った対応策をとってください。わが家では、継ぎ目のない大きな布団を部屋いっぱいに敷いていました（それでもたいてい、窓とカーテンの間に入り込んでいましたが）。

ある程度子どもが成長したら、添い寝をやめて大人と子どもで布団や寝室を分けましょう。こうすることで、大人が夜中にパンチやキックを浴びせられるリスクを回避でき、お互いの睡眠の質をよくすることができます。

∨

スリーパーや腹まきで冷えを予防しよう

いいことはゆっくり体にしみ込んでいく

「○○を簡単に改善できる方法を教えてください」というオーダーをいただくことがありますが、たいていの場合「そういう方法はありません」とお答えすることになります。心や体にとって「いいこと」というのは、じっくり時間をかけてしみ込ませていかないとならないものなのです。逆にいえば、現状あまりよろしくない状態になっている原因も、ゆっくりと時間をかけてその状態になっているのだということです。

　私は、子どもたちに親からしてあげられることとは、「よい生活習慣をつけてやること」に尽きると思っています。生活習慣は、長い時間をかけて体にしみ込ませていかなければならないことのうちの最大のものであり、ほとんどの大病は生活習慣が原因になって起こるものです。小さいうちからよい習慣を叩き込むことができれば、ほとんどの生活習慣病はタネを蒔かれることがないので、芽吹くことすらないでしょう。

　大人になってからよい習慣を身につけようとしても、大変な努力が必要ですが、小さいうちから、早く寝る・早く起きる・食事は1日3回好き嫌いはなしで・おやつは決まった時間に……と生活ができていれば、思春期や一人暮らしになった直後のタイミングでその生活習慣が崩れたとしても、体調が悪化した際などに自分で気づいて元に戻すことが可能です。ベースとなる生活習慣が体の底にしみついているからです。

　私自身は、早寝早起きは小さい頃からしつけられていましたが、祖父母の影響で「おやつは決まった時間に」だけがうまくいっていない状態で幼少期を過ごしており、これにより歯科衛生が保たれなかった結果、虫歯の治療痕だらけの歯で過ごすことになりました。

わが家の子どもはふたりとも虫歯なしで育ってきています。新しく仕入れた知識によって次世代の健康が守られた例ですね。ですから、親御さんがそのように育ってきていなかったとしても、この本を読んで知識を得て実践することで、子どもの未来を守ることが可能です。

　また、小さい頃に身につけた「夜9時までに寝る」習慣は、大人になって体調を崩してから、そこへ立ち戻る目印になりました。ひょっとしたら、あの生活習慣に戻れば体調が改善するのではないか？　と思えたのです。親が口を酸っぱくして言い続けたあれらの生活習慣が、健康の基礎になるのではないか？と。

　ですから、ちょっとずつ、じんわりと、いい習慣を続けるようにしてあげてください。子育ては大人である親御さんたちにとっても、よい生活習慣に立ち戻るいい機会だと思います。自分のためにはできないことでも、子どものためになら、きちんとしようと思って実行できるものですからね。

　実際、子どもたちはよく見ていて、親がきちんとした生活習慣を実行していなければ、自分たちもそのようには生活しようとしないものなのです。私の両親は平日はきちんと寝起きしていても、土日祝日は朝10時近くまで寝ていて起きてこなかったのですが、私もその影響で、休日は昼近くまで寝ていいものだと解釈して、そのようにしていましたもの。わが家の子どもたちは、大人が休日も平日と同じように起きるので、いつもどおりの時間に文句も言わずに起きてきます。子どもは親の鏡なのです。

Chapter

2

おいしく食べて
すっきり出す
10の養生

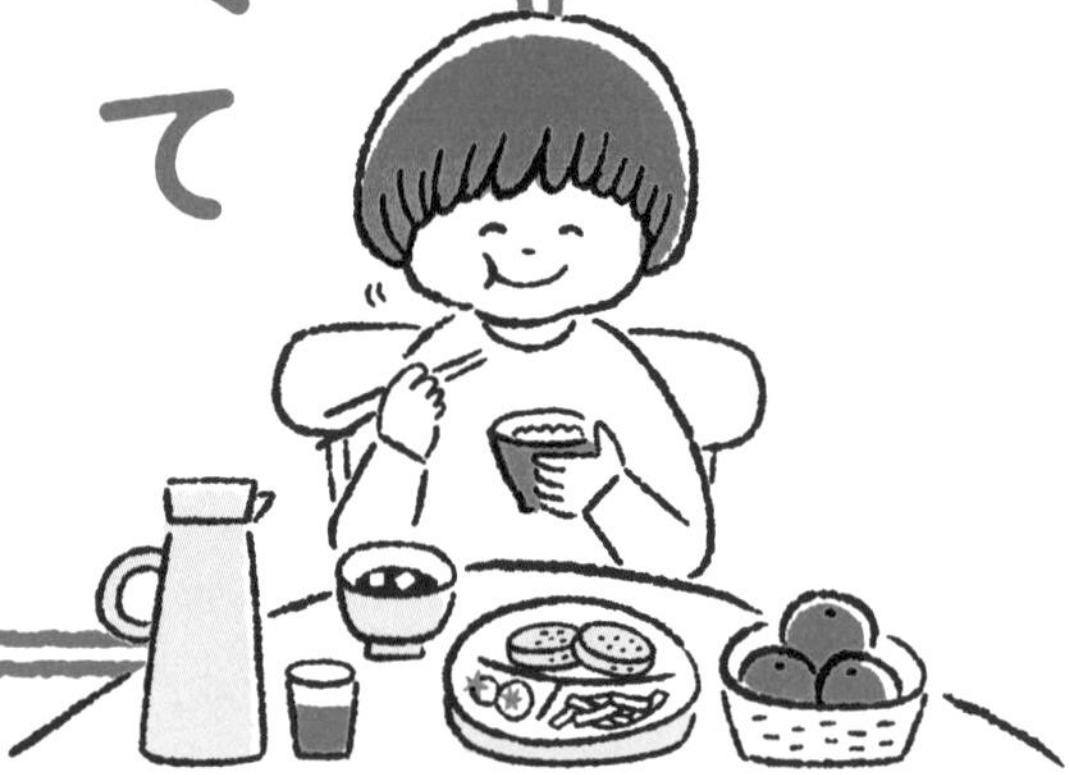

低炭水化物ダイエットだの、高タンパクだの、菜食主義だの……食べ方に関して、現代は百家争鳴の状態です。しかし東洋医学の考え方では、なにかひとつに偏った食べ方をするのは、体内に気血の偏在を起こすためよいこととされず、季節に合わせた食材をなんでも食べるのがよいとされています。この章では、好き嫌いや食べ癖などのある子どもにおすすめの養生習慣を紹介します。

子どもの食習慣と自律神経のはなし

子育てとは「食べさせる」こと！といっても過言ではないくらい、親のオペレーションの大部分が食事の用意にさかれています。親は子どもの体を健康に育むため、食事をいかにバランスよく予算内で達成するか、常に頭を悩ませ続けますよね。

とくに日本では、食事を自炊に頼る割合が高い上、家庭で手の込んだ料理を作る傾向にあるので、献立に関する悩みも尽きません。昔アメリカに居住していたという私の患者さんに、「キャラ弁なんて手の込んだ弁当を持って行ったらいじめられる。ピーナッツバターサンドに、切っただけの野菜がついていたら上出来。バナナとポテトチップスなんて当たり前」という話を聞いて、仰天したことがありました。栄養面や彩りを考えていろいろな料理を少量ずつ詰めたり、細かい細工をしたりして子どもに持たせる日本の弁当は、「ＢＥＮＴＯ」という英語になっているほどで、海外では憧れの食べものでもあるのだそうです。

弁当に限らず、毎日こんなに多種多彩な料理を作って食卓に並べる日本の文化は、世界に類を見ないものです。たとえばフランスではフランスの家庭料理、アメリカではアメリカの家庭料理、中国では中国の家庭料理というふうに、毎日それほど変わり映えしない、その土地の風土や文化に即した食事をとっているそうです。こういう話を知ると、「毎日違う献立を細々と考えることから降りようかな」と思えませんか？

体を整える食事に必要なのは、次の４つだけです。

　肩の力を抜いて毎日の食事をととのえていきましょう。

- ●タンパク質、炭水化物、季節の野菜や果物を取り揃えて食べること
- ●素材をいかして、味つけを濃くしないこと
- ●食事の時間を決めて、定期的に食べること
- ●適切な量を守ること

　健康になろうというのなら、これ以外は、おまけみたいなものです。

　たとえば、おいしさ。おいしい食事は心を喜ばせるものですが、おいしさばかりを追求しすぎると、味つけが濃くなったり、甘くなったり、脂が強くなります。これはどんなにおいしく、喜ばれるとしても、体内環境をわるくするので、避けるべきです。子どもの頃からそのような食事をとり続けると、大人になって生活習慣病になるリスクが高くなります。

　時間帯を決めて食べることは、とくに自律神経系の働きを一定化させるために大切なことです。いつ食べるか、とくに食事と食事の間隔が、私たちの体内時計の働きを調整していることがわかっているのです（時間栄養学という学術分野で、研究が進んでいます）。

　食事間隔がまちまちになることで体内時計に狂いが生じるとどんな体調に陥るかというと、端的にいえば、時差ボケのような状態が起こります。日中にだるくなったり、内分泌系の働きが一定にならないために体温調節がおかしくなってのぼせたり、イライラしたりするのです。体内リズムを強固なものにし、子どもが楽に一生を過ごせるようにするには、小さい頃から一定のリズムで三食を食べさせることが大切なのです。

共働きの家庭では、帰宅時間が遅くなり、夕食が20～21時台にずれ込む、なんてことも多いと聞きます。しかし、自律神経の調整機能を一定に保つためには、子どもに早く食べさせ、食事後の入浴や就寝が深い時間帯にずれ込まないようにすることもとても大切です（食事は就寝の2時間以上前が理想です）。ですから、「手作り」の食事にこだわりすぎず、帰宅があまりに遅くなる場合は、市販のお惣菜などを活用して、できるだけ食事の支度にかかる時間を短縮してほしいと思います。

子どもが大好きなハンバーグや唐揚げなど、手の込んだおいしい料理を作るのは休日に回すことにして、忙しい平日は素材を茹でたり、蒸したり、焼いたりしただけの、本当に簡素な作りのものでいい。こんな料理のほうが、味つけが濃くなることがないので、体内環境にもよいのです。

東洋医学では、食べたものが体の各種エネルギーである「気」を作ると考えられています。上等の「気」を作るには、季節に合った「旬」の食べものをとることが大切です。

なかには薬膳の考え方を導入した食べ方をはじめ、「あの食材がこれに効く」「この食材が○○にいい」など、さまざまな情報をご存知で、気を付けている方もいらっしゃるでしょう。しかしそんなことよりも、簡単で確実に健康になれる食事は、「旬」のものを意識してとることです。個別の食品の性質を勉強しようとするより、あなたが暮らしている地域ではどんな時期にどんな野菜が露地栽培で収穫できるのか、どの季節にどんな魚が入荷するのかを知ることに時間を使いましょう。

これには思想的なバックグラウンドがあります。東洋医学には、人体は世界の流れと一致しているという考え方があるのです。これを「天人合一《てんじんごういつ》思《し》想《そう》」といいます。

実際、現代の西洋医学でも、人体が季節によってさまざまに変化していることが確認されています。たとえば人間も冬は長く眠るようになりますし、夏は逆に短く眠って活動量を増やします。冬の寒さや夏の暑さに順化して、体温調節を行えるようになるのです。

人工的に季節をずらして野菜や果物を栽培するハウス栽培などの栽培技術は、東洋医学が成立した大昔にはなかった方法です。ですから、「天の気」の動きと「体内の気」を一致させるという観点では、こういった食べものは体のバランスを崩すと考えるのです。

これは荒唐無稽な話でもなく、栄養価を測定してみると、旬の野菜は季節外れの野菜に比べて、その価値が高いことがわかっています。つまり季節外れの野菜類でおなかを満たしていると、しっかり食べているつもりでも、摂取できる栄養が少なくなってしまうということになります。野菜って、旬の時季に食べると、本当においしいものです。味もしっかりしていますから、味つけも濃くする必要がありません。また、旬の野菜はその時期に多くとれるため、値段が安くなっていることも多い。体にもお財布にもありがたいのです。

子どもの食事は、三食時間を決めて、シンプルな調理法で手間をかけず、「旬」のものを食べること。それが最も簡単で、効果的な食養生になります。もちろん大人でも、自律神経系の働きを一定に保つためには、同じ方法が有効です。このような食事を用意すれば、家族みんなが同時に健康になれるということです。

食べることは、生きることそのもの。

子育ての期間中はなかなか自分自身のケアに時間をかけられない、という親は多いでしょう。ぜひ時間も、手間も、お金も省いて、家族の健康を保っていきましょう。

／子どもの気になる様子／

食が細い、食欲がない

Before

食事を残す
太ることを気にして食べない
おやつなら食べる

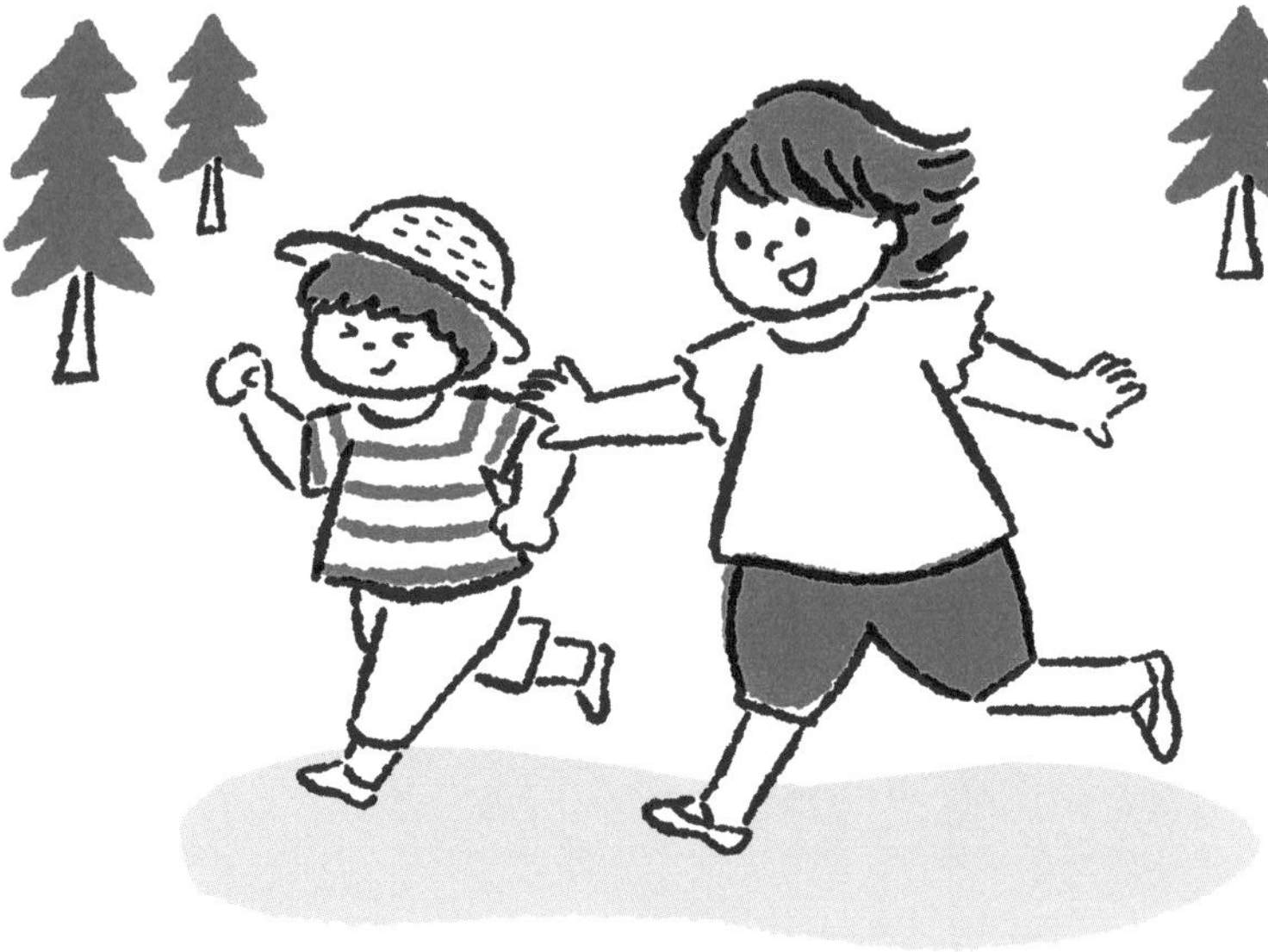

習慣
1

たっぷり運動して、空腹感を感じさせよう

After

自然に食欲がわく
食事を残さなくなる

食が細い、食欲がない

たっぷり運動して、空腹感を感じさせよう

食が細い子どもは、そもそも運動量が少なくて、筋力もあまりないために、身体が「省エネ設定」になっていることがあります。効果的なのは、運動量を意識的に増やして、空腹感をしっかり感じさせることです。おなかが減れば、しっかり食べるようになり、食べればたくさん動けるようになります。

　また子どもの食事の量が少ないことを心配する親は、「食べてくれるのであれば、とりあえずなんでも」と、つい子どもが好む甘いおやつを間食に与えがちです。しかし、それではますます食事を食べられなくなってしまいます。おすすめは、間食を小さな食事に置き換え、甘いおやつを控えること。そして運動量を確保するように心がけましょう。

　現代の子どもたちは、人生のかなり早い段階で「痩せていると、かっこいい」というボディ・イメージを刷り込まれるようです。小学校低学年の子どもが「ダイエットしたい」と言い始めたりするのです。ところが成長期に食事の量を減らすことは、その後、思春期に身長が伸びなくなる大きな原因になります。「細いままでは、身長が伸びないよ」と伝えてあげてください。

　また親自身が、自分の身体について頻繁に「太った、痩せなきゃ」などと言っていたり、誰かの体型について言及したりしてはいないでしょうか。標準・健康的な体重にもかかわらず、「痩せるべき」と子どもの前で言っているなら、それをまずやめてほしいのです。歪んだボディ・イメージや価値観を育む原因になるからです。

／子どもの気になる様子／

食べすぎる、食欲がとまらない

Before

早食い、大食い
バランスよく箸をつけない
肥満の傾向がある

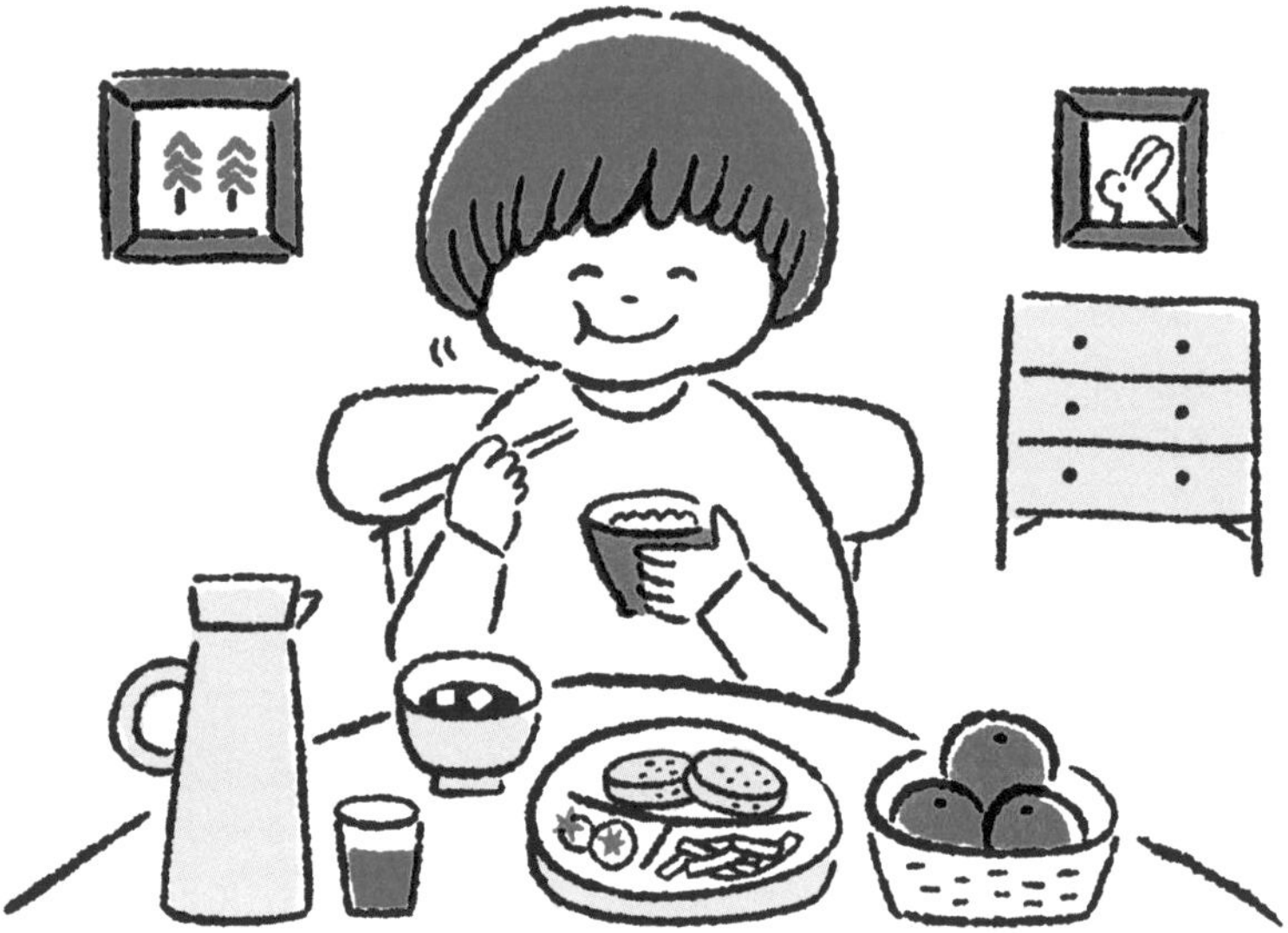

習慣
2

ゆっくりよくかんで、満腹中枢を刺激しよう

After

しっかりかんで食べる
食事のペースを周囲に合わせられる

食べすぎる、食欲がとまらない

﹀

「どうやったらそんなに入るんだ？」と思うくらい、ものすごい量の食事を平らげる子どもがいます。体の成長が早く、体格が大きくなるタイプの子どもです（実はわが家の息子がそうで、４歳で大人と同じ量の半ラーメンと半チャーハンを食べ切っていました。身長、体重ともに成長曲線の上限を振り切る勢いで、保健士さんには「将来間違いなく１８０㎝超えますね」と言われ、実際15歳で１７９㎝になりました）。親の体格などからみて、遺伝形質によると思われる場合には、あまり心配しないで食べさせてください。

　とはいえ、著しく肥満の傾向がある場合、食事の内容や食べ方の習慣を見直す必要があります。

　食事は、炭水化物の量を控えめにし、野菜とタンパク質を増やした献立にします。食材は、柔らかいものからかみ応えのある食材に変え、よくかむことで満腹中枢を刺激するようにしましょう。

　とくに、食事をゆっくりとることと、口内調味（ご飯とおかずを一緒に口に入れて、しっかりかんで味わうこと）は繰り返し伝えましょう。

　食卓を囲む人と同じ速度で食べることは、大切なマナーでもあります。息子がこれを身につけたのは小学校高学年になる頃でした。時間はかかりますが、根気よく教えていきましょう。

﹀

ゆっくりよくかんで、満腹中枢を刺激しよう

／子どもの気になる様子／

食べものの好き嫌いが多い、偏食

Before

食べず嫌いが多い
特定の食品しか食べない

習慣
3

親子で一緒に料理してみよう

After

苦手な食品でも
少量ずつ食べられるようになる

食べものの好き嫌いが多い、偏食

　野菜嫌いは、子どもに多くみられますね。野菜には苦味やえぐみがあるものが多く、これが子どもたちは苦手なのです。苦味・えぐみは植物が被食を避けるために出している「毒がある」というサインでもあり、子どもはそれを敏感に感じ取っているのでしょう。大人になると、「その味があっても安全に食べられる」という学習が済んでいるので、おいしく感じられるようになります。

　子どものうちは少量ずつ、味覚を訓練しているのだと考えましょう。苦手な野菜でも、「食卓に出ていたら必ずひと口だけは食べる」というルールを作るのも効果的です。苦手だから、どうせ食べないからといって食卓に上げなければ、味覚が育つ機会もなくなってしまいます。

　肉・魚などの動物性タンパク質を食べたがらない子どももいます。嗅覚が敏感な子どもは、肉の血の味や魚の生臭みを嫌うことがあるのです。肉か魚、いずれかでタンパク源がとれるよう、やはり「ひと口だけ」ルールで慣らしてください。

　偏食の改善におすすめしたいのが、一緒に調理をすることです。自分の手で洗ったり皮をむいたり、混ぜたり焼いたりすると、驚くほどよく食べるようになります。

　三食とも決まったスティックパンしか食べられない、などの極端な偏食は、発達に凸凹のある傾向の子どもによくみられるとされています。特定の食品の偏食が強い場合は、専門医への受診を検討してください。

親子で一緒に料理してみよう

／子どもの気になる様子／

冷たい飲みものや アイスクリームばかりを欲しがる

Before

冷たい飲みものやアイス、氷を欲しがる
のぼせることがある

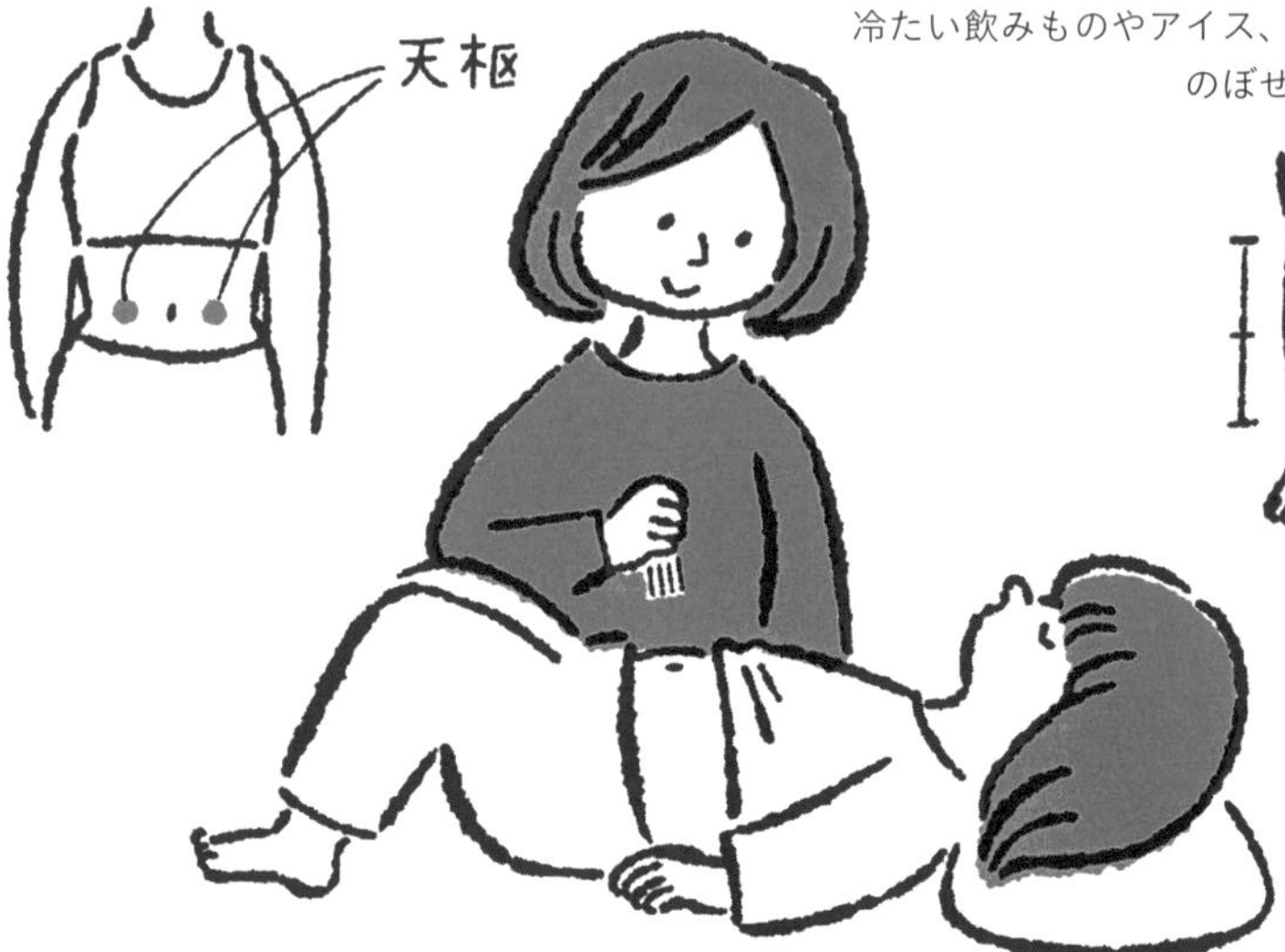

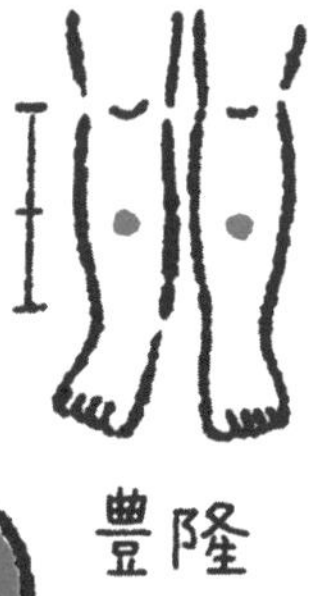

習慣 4

体にこもった熱を、つまようじ鍼で発散させよう

After

冷たい飲みものやアイス、氷を欲しがることが少なくなる
のぼせた感じが減る

冷たい飲みものやアイスクリームばかりを欲しがる

冷たいものを食べすぎると、胃腸が冷えて血行が悪くなり、胃腸の働きもわるくなってしまいます。また、体の深いところの体温が上下することが知られており、深部体温がかき乱されることで自律神経失調になりえます。ところが子どもは、大人に比べて体温が高いため、冷たいものを好む傾向があるのです。

もし頻繁に冷たいものを欲する場合は、子どもの舌を見てみましょう（舌の様子を見て体調を判断することを舌診といいます）。舌に黄色い苔がついていたり、舌自体が濃い紅色だったりしませんか。この状態を「黄苔《おうたい》」「紅舌《こうぜつ》」といって、体内の水分や血液に対して、相対的に熱が過剰になっていることを示しています。水分が消耗しているか、熱が亢進している可能性があります。この場合は、冷たいものを欲しがって当たり前です。

経穴の「天枢《てんすう》」「豊隆《ほうりゅう》」を「つまようじ鍼（181頁）」で軽く数回叩いて、熱を発散してやりましょう。「天枢」は、おへその中心から親指2本分、左右外側へ行ったところです。「豊隆」は脛の少し外側で膝と足首のちょうど中間くらいの高さにあります。

また、炭水化物・甘いもの・脂っこいもの・味の濃いもの・赤身の肉をとる量を減らし、少し苦味のある野菜を食事に取り入れると、身体に熱がこもりにくくなります。それでもやはり、冷たくて甘いものを食べたがるのが子どもの常。アイスクリームやジュース類は「外で遊んでから」と伝え、運動してから与えましょう。こうすると、甘みの強いものが引き起こす湿熱の影響が少なくなります。

体にこもった熱を、つまようじ鍼で発散させよう

／子どもの気になる様子／

甘いもの、味の濃いものが大好き

Before

食卓で、塩や醤油をかけたがる
大袋のお菓子を一度に食べてしまう

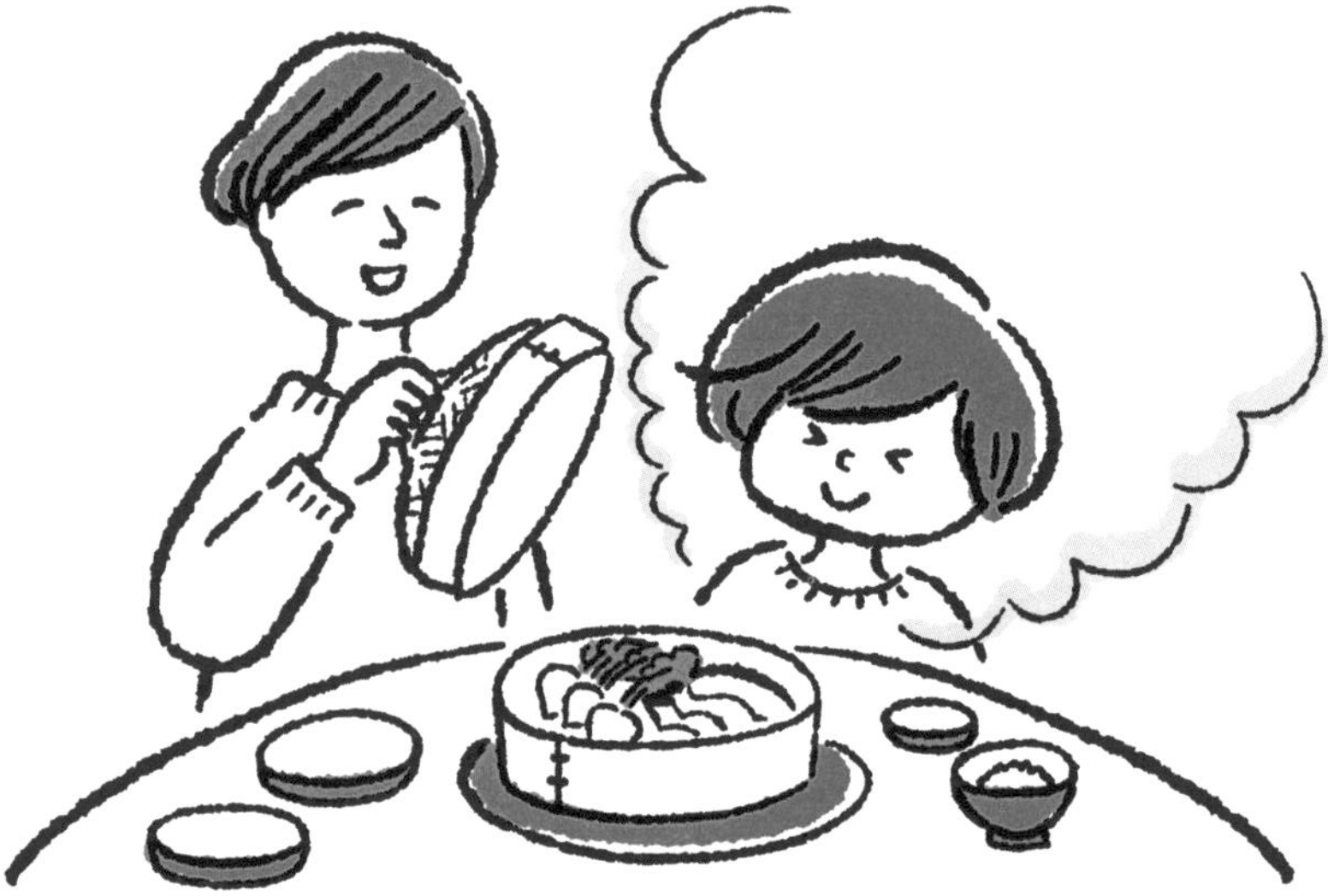

習慣
5

食卓に調味料を出さないようにしよう

After

外食の味の濃さに気づく
おやつの量をコントロールできる

甘いもの、味の濃いものが大好き

子どもの舌は、味蕾（味覚細胞）が未発達なので、濃い味をおいしいと勘違いし、好むものなのだそうです。そのために、駄菓子の味は、ものすごく濃くできています。

しかし、子どもがよろこぶからといって、家庭でも味つけを甘くしたり、濃くしたりしていると、子どもの体内環境はわるくなり、大人になって生活習慣病にかかるリスクが高くなります。

とくに糖質のとりすぎは、血糖値を跳ね上げ、それを下げるためにインスリンというホルモンが出ることで、今度は血糖値が下降します。そうして血糖値が上がり下がりすることで、交感神経が刺激されてイライラやだるさを引き起こすのです。

毎日の食事の味つけや、おやつの内容、食習慣は、大人がある程度気をつけてあげられるものですから、意識的にコントロールしましょう。

調理の際は、素材を生かして、淡い味つけを心がけます。子どもの頃からプレーンな味つけの料理に慣らしておくことが、生活習慣病の予防に役立ちます。

たとえばわが家には食卓塩はありません。醤油はありますが、それもお刺身などに使うためにあるだけで、各自がおかずにかけることは、まずありません。大人がそれらの調味料を、食卓で使うことがほとんどないため、子どもたちも使わないのだと思います。

食卓に調味料を出さないようにしよう

／子どもの気になる様子／

早食い、あっという間に食べ終わる

Before

口に詰め込んで食べる
食事をかまずに飲み込む
食卓の誰よりも早く食べ終える

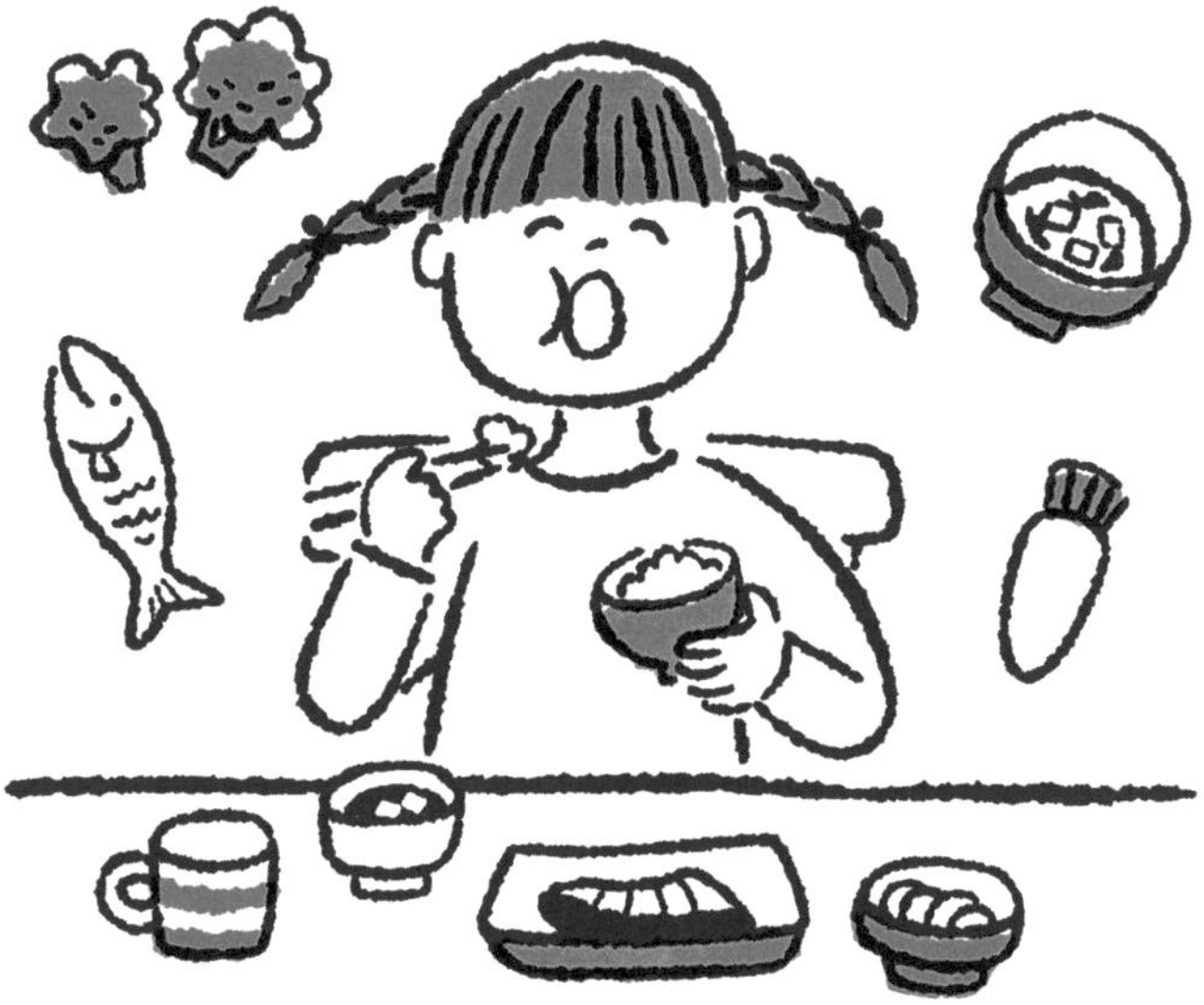

習慣
6

かみ応えのある食材を、大きく切って出そう

After

しっかりかんで食べる
食卓での会話が豊かになる

早食い、あっという間に食べ終わる

ものすごい勢いで食事を口に運ぶ子どもがいます。早く食べ終えて遊びたいという気持ちから、必死で口に詰め込んでしまうのかもしれません。あるいは、早く食べられることがかっこいいと勘違いしているのかもしれません。また、学校給食では、かみ応えがある食事はあまり多く出されていないようなので、余計に「早食い」が癖になってしまうのだと思います。

家庭ではしっかりかまないと食べられないものを、食卓に出すことを心がけましょう。また、食べものの柔らかさだけでなく、小ささも、よくかまずに早食いしやすい要因になります。

幼児期には、喉に詰まらせないように食材を小さく切り分けたりして食べやすく加工します。しかし、上下の歯が生えそろってかむ力がついてきたら、自分の歯で齧り取ったり、自分の箸で切り分けなければ食べられないような形で食事を出すことも大切です。

魚の骨をよけたり、肉をひと口大に切り分けるなどの手順を踏ませることで、意図的に食事のペースをスローダウンさせましょう。

また食事は、ただおなかを満たすだけでなく（もちろん競争でもなく）、食卓のみんなと楽しむコミュニケーションの手段であるということも、伝えましょう。早すぎてもゆっくりすぎても、お行儀がよくありませんよね。

かみ応えのある食材を、大きく切って出そう

／子どもの気になる様子／

だらだら食べて、食事の時間が長い

Before

いつまでも食事が終わらない
しゃべるのに夢中で食べない

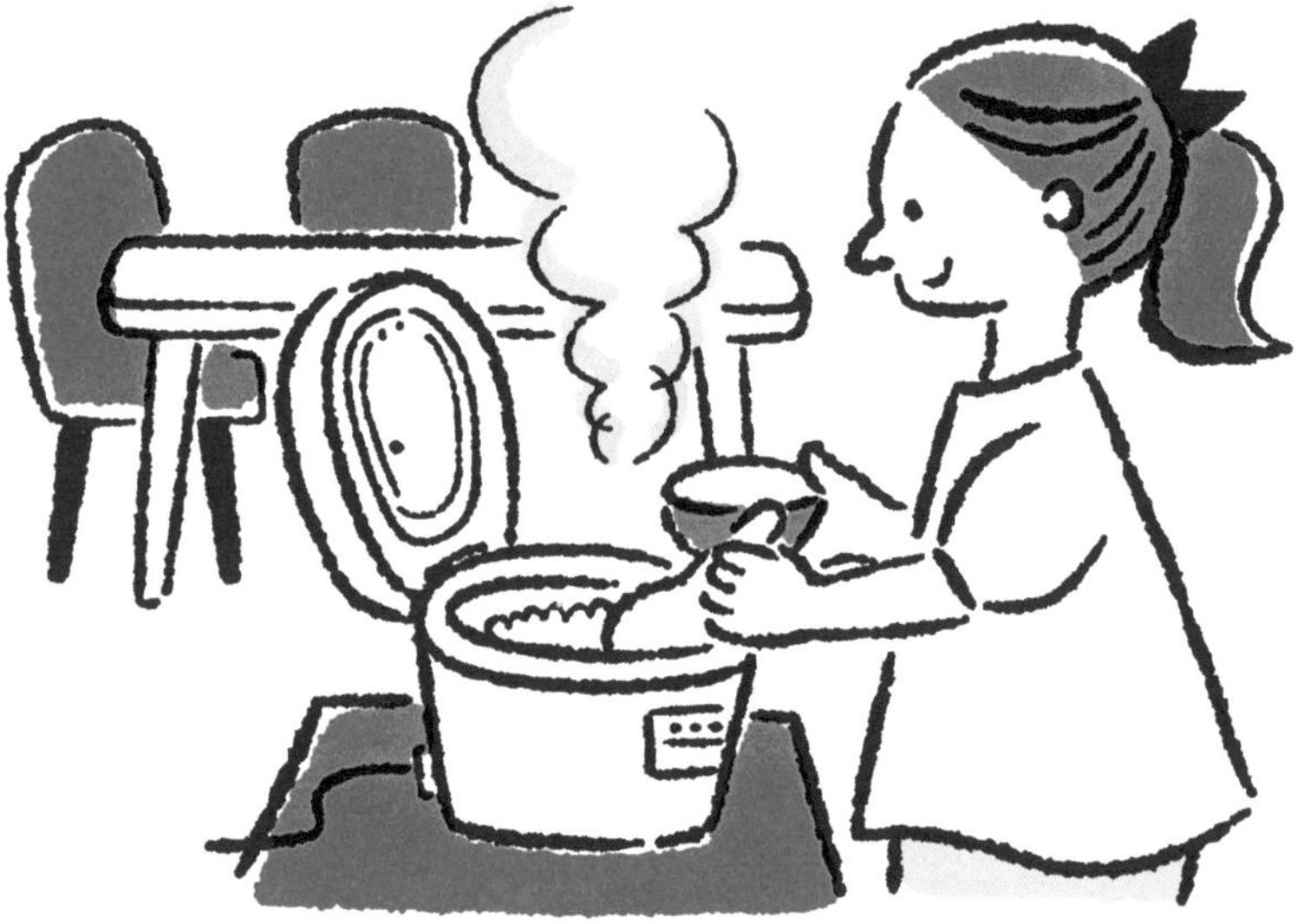

習慣
7

自分で盛り付けさせ、30分を目安に食べよう

After

食事と会話を楽しめるようになる

だらだら食べて、食事の時間が長い

∨

子どもが食事のペースを一定にするには、ある程度時間がかかります。

目安として、年齢にかかわらず30分程度、長くても40分くらいが適当ではないでしょうか。もしその時間内で食べ切れなければ、食事を完全に切り上げてしまいましょう。遊んで過ごしてしまって少量しか食べられず、次の食事までにおなかが空いてつらい思いをする、というのも、ひとつの経験です。間食はさせず、食事をしっかりと食べる必要を説明しましょう。

食べ切れる量を自分で盛り付けさせる、というのもいいでしょう。食べ切れない量の食事を前に、食欲が失せてしまうこともあります。自分で盛り付ければ、それを防げます。

どうしてもゆっくり食べたい子というのはいるもので、わが家の娘がそうです。彼女は「ゆっくり食べたいの」と言って、みんなが食卓を離れてもゆったりと食事をして、食べ終えたところで食器を流しに運び、食事を終えています。私のほうも慣れたもので、「これはもう食べない？」などと聞きながら、できるところからさっさと片づけてしまいます。

おしゃべりに夢中になって食事の手が止まってしまうのも娘です。繰り返し言って聞かせ、ようやく8歳になった頃、手を止めずに食事をとることができるようになりました。根気よくやっていきましょうね。

∨

自分で盛り付けさせ、30分を目安に食べよう

／子どもの気になる様子／

体がむくみやすい

Before

寝起きの瞼が重い
目ヤニで瞼が張り付いている
鼻詰まりや中耳炎になりやすい

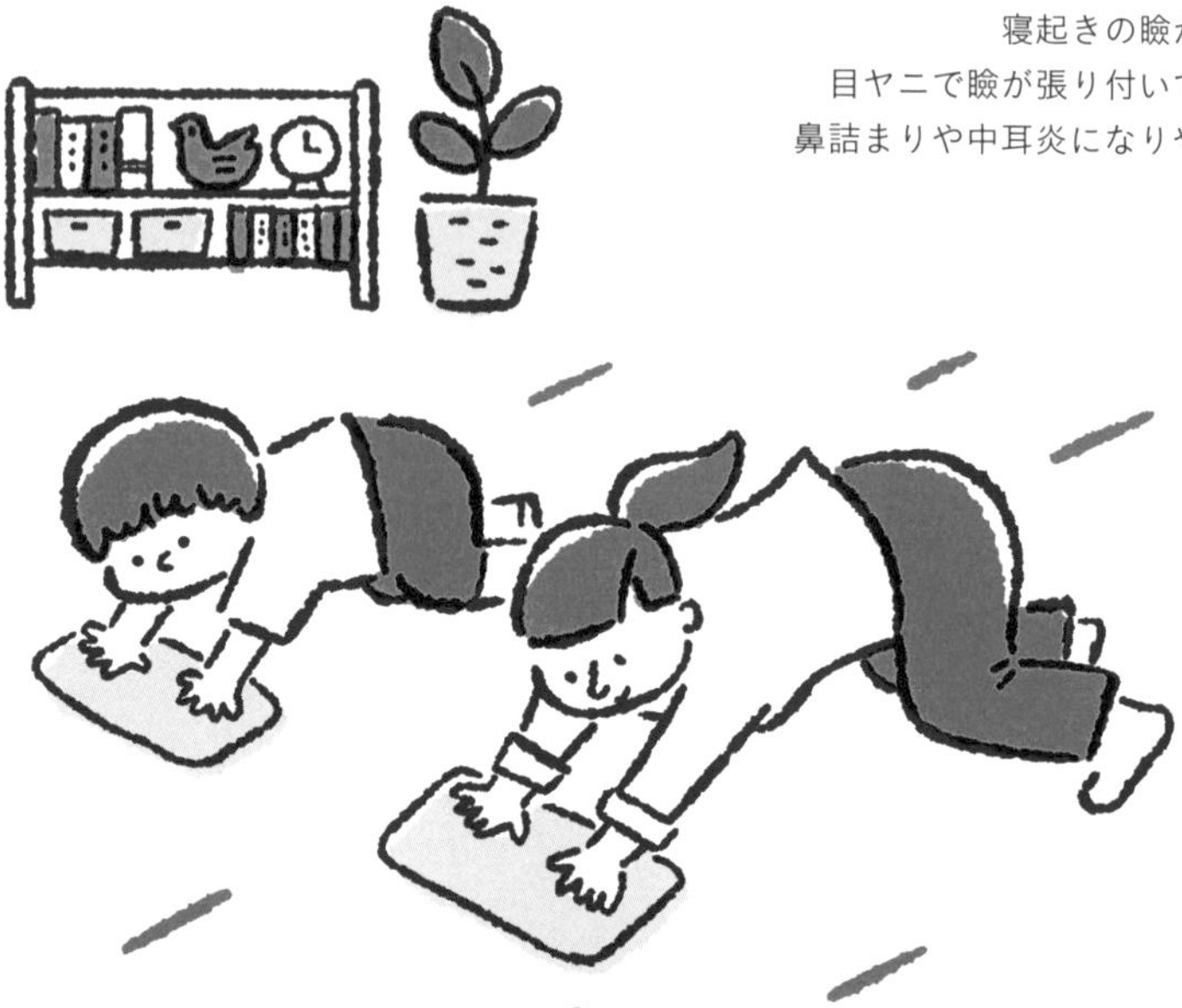

習慣
8

甘いもの、塩辛いものを控えて、家の中でも運動しよう

After

寝起きの瞼が軽くなる
副鼻腔炎や中耳炎になりにくくなる

体がむくみやすい

∨

突然、子どもの顔がむくんでパンパンになっていたり、手足がむくんでいたりしたら、必ず病院を受診してください。腎臓や心臓など、なんらかの疾患が隠れている場合があります。

そもそも子どもの体はムチムチ、プリプリと水分量が多いものですし、そう簡単にはむくみません。しかし、なんらかの原因で代謝が滞ると、身体がモッタリと重たそうになります。起きてきた時に、目が開いておらず、遮光器土偶みたいになっている、目ヤニで張り付いたようになっている、鼻が詰まりやすく、中耳炎によくかかる、などです。

そんな時は、甘いもの、しょっぱいものをたくさん食べていないか、チェックしてみてください。東洋医学で「甘《かん》」「鹹《かん》」といわれる甘い味、塩辛い味の2つの味は、体の中に水を引き込む作用があり、むくみを発生させたり、だるさを作り出したりします。

「甘」には砂糖を使ったお菓子だけでなく、ご飯・パン・麺類などの炭水化物もそこに分類されます。簡単に食事を済ませようとすると炭水化物の摂取過多になりやすく、外食が続けば塩分濃度が高くなりがちです。子どもの好む駄菓子も、「甘」「鹹」が多くなりがちです。体内に湿気が多くなると、副鼻腔炎や中耳炎も起こりやすくなります。

天候の影響で外遊びが減ったり、運動量が減ることでも、体内に水分が滞りやすくなります。家の中でも少し体を動かせる遊びやってみたり、家事を一緒に行うことで運動不足を解消することもいいでしょう。

∨

甘いもの、塩辛いものを控えて、家の中でも運動しよう

／子どもの気になる様子／

排便のリズムがととのわない、便秘や下痢をする

Before

トイレに座っても排便できない
排便すると「お尻が痛い」という
口臭が強い

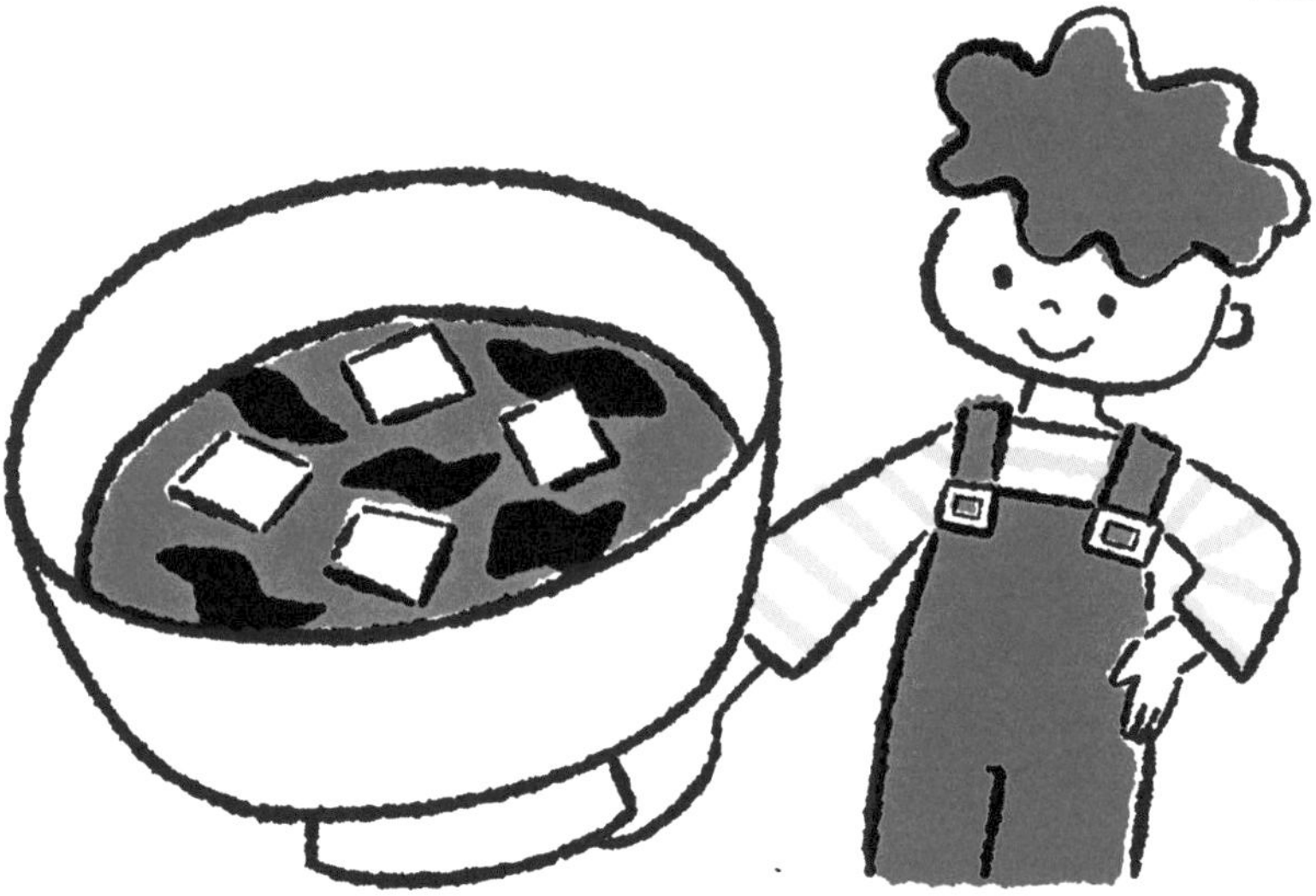

習慣
9

海藻をたくさん食べ、毎朝トイレに座ろう

After

定期的に排便できる
口臭が減る

排便のリズムがととのわない、便秘や下痢をする

子どもの便秘や下痢には、精神的なストレスがからんでいることが、とても多くあります。腸の動きは、ちょっと心配事や不安があるだけで、停滞したり、過敏になったりしやすいのです。

食事でしっかり水分や食物繊維をとれているにもかかわらず、もし便秘気味、下痢気味になっているのなら、なにか困ったりしていることがないか、子どもの様子をじっくり観察したり、子ども自身に尋ねてみてください。また、子どもはうまく言葉にできないこともあります。保育園・幼稚園・学校の先生に尋ねてみるのもいいでしょう。

排便のリズムをととのえるために、毎朝、トイレに座る習慣をつけましょう。

また、排便のリズムをととのえる食材としておすすめするのは、海藻です。

もずくやわかめを多めに（味付けはお好みで）食べさせると、便秘は1〜2日で改善します。その後にしばらく、乳酸菌の錠剤とオリゴ糖を一緒に服用させてみてください。これで腸内環境がととのいます。それでもダメな場合は、マグネシウムが主体の便秘薬が、おなかが痛くなりにくく、体への負担が少なくて便利です。かかりつけのお医者さんに相談してください。

また、もし便秘や下痢の症状が慢性的に続くなら、別の病気が隠れている可能性もあります。必ず病院を受診してください。

海藻をたくさん食べ、毎朝トイレに座ろう

／子どもの気になる様子／

おなかをこわしやすい

Before

大きな行事の前にお腹をこわす
冷えるとすぐにお腹をこわす
長時間乗りものに乗る遠足などが苦手

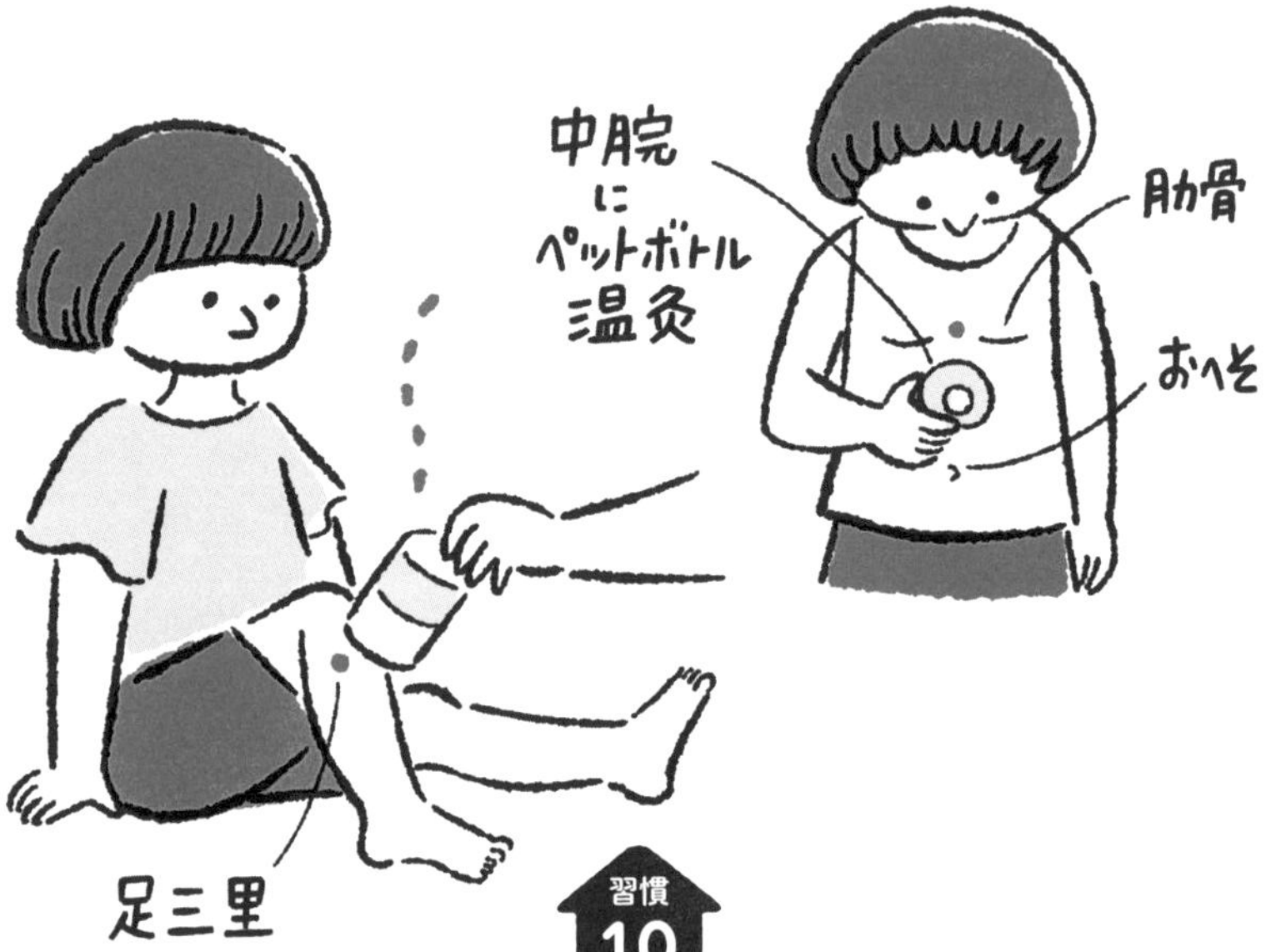

習慣
10

ペットボトル温灸で「足三里《あしさんり》」「中脘《ちゅうかん》」を温めよう

After

行事の前の憂鬱がなくなる
食欲がわく

おなかをこわしやすい（過敏性腸症候群）

大きな行事や大切な約束の前に必ずおなかをこわしてしまったり、身体が冷えるとすぐに下痢をしてしまう子どもがいます。このタイプの子どもは胃腸がもともと弱く、体に水分が多い体質で、太っていなくても、ゆするとチャプチャプ音がしそうな印象を受けます。

　まずは「足三里《あしさんり》」「中脘《ちゅうかん》」への「ペットボトル温灸（180頁）」を習慣にしましょう。「足三里」は膝のお皿の下の外側にあるくぼみから指4本分下がったところです。「中脘」は肋骨が合わさったところにあるぐりぐりした突起とおへそを結んだところの中間にあります。どちらも胃腸の働きをととのえる経穴です。

　その上で、漢方外来などで相談してみることをおすすめします。代表的な漢方薬には「小建中湯《しょうけんちゅうとう》」「黄耆建中湯《おうぎけんちゅうとう》」があり、著しい効き目を示すことがあります。

　また、ストレス原因を特定するのも大切なことです。どんなことを不安に思い、どうしてストレスに感じるのかを聞き取れるといいですね。言葉にして話すだけで、少し心が軽くなって、症状が改善することもあります。

　腹痛をともなう下痢があまりに長期にわたって続いている場合は、病院を受診してください。別の病気が隠れていることもあります。

※漢方は、かかりつけ医、薬剤師または登録販売者に相談し、保護者の指導監督のもと服用させてください。

ペットボトル温灸で「足三里」「中脘」を温めよう

疲れ知らずの子どもが疲れを知るタイミング

「そんなにずっと同じことをしていると疲れるよ」と子どもの頃に言われたことがあります。その際、私は（一体なにが疲れるんだろ……？）と、意味がわからずにポカンとしていました。たしか、しゃがんだまま、ずっとアリンコを見ていたのです。大人になってからならわかります、ずっとしゃがんだままアリンコを見続けていたら、あっちこっち痛くなってしまったりして具合が悪くなるのです。

子どもは「疲れない」のではなくて、疲れ始めている状態が理解できていません。なので、食卓でいきなり居眠りをし始めたり、さっきまで遊んでいたのに床に突っ伏して寝落ちしていたりするわけです。あれらは急に寝てしまったわけではなく、スイッチが切れるようにしか疲労を感知できないからです。それ以前から大人と同じように疲労が溜まっていっていますが、経験値が足らないので感じられないわけです。

その割には「もう疲れたー、座りたいー」とやたらに言ったりしますよね。この「疲れたー」と、日常的な疲労とはまったく別個のものです。「疲れたー」と言っている子どもはまだ歩けますし、座らなくてもまったく大丈夫だったりします。これは気分的な問題が大きいもので、正確な疲労度合いを表しているものではないのです。

私自身が疲労をきちんと自覚できるようになったのは、大人になってずいぶん経ってからだったような気がします。そしておそらく、気分的な問題を除いた正確な疲労具合を自覚できていない大人がたくさんいるのだろうと思います。この2つをきちんと切り分けて子どもたちに伝えられるようにしたいものです。そうしないと、気分的に「好きではない」ことをするのに、「疲れているからできない」

と変換してしまう癖が治らないままに大人になってしまうかもしれないからです。

わが家の例を挙げてみます。肉体的な不調で学校を休む場合ですが、肉体的な不具合のなかでも感染症の徴候がある場合は問答無用で休ませます。ですが、発熱などもない状態で「だるい」「つらい」「頭が痛い気がする」などの不具合を訴えた場合は、事情聴取が始まります。学校でなんらかの問題が勃発していないか、行くと嫌なことをしないとならないのかなど、気分的な疲労があるのかどうかを、きちんと問うのです。たいていの場合、なんらかの嫌なこと（長距離走がある、行くのがめんどうくさい、今日が月曜日である……などなど）があるので、それらの身体的な不調を訴えているのです。なにが嫌で、どうめんどうくさいのかを言葉にして伝えてもらった上で、即座に対応をしなければならないいじめなどの問題ではない時は、「めんどうであろうが、嫌であろうが、それは『やらない理由』にはならない」と言い渡します。

ここを切り離していかないと、自分の体が疲れているのか、心が疲れているのかの区別がつかず、それぞれに対応する手法を間違ってしまうのです。体が疲れている場合はきちんと休養をとります。心が疲れている場合は、まずはなにが嫌なのかを明確にしないとならないのです。さて、この切り分け、きちんとできていますか？

Chapter

3

のびのび運動して
ゆったり休む
10の養生

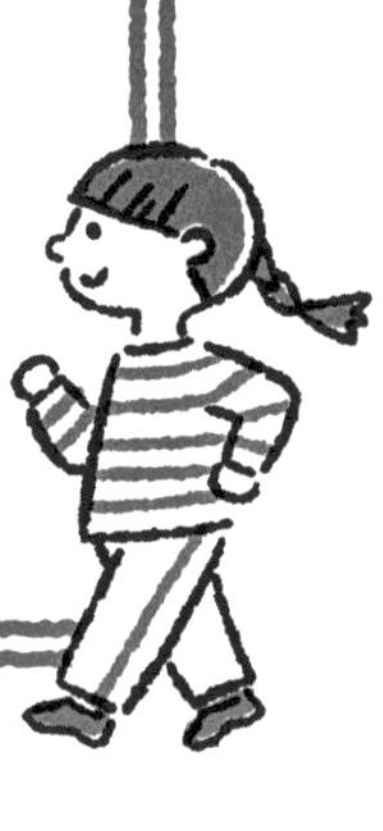

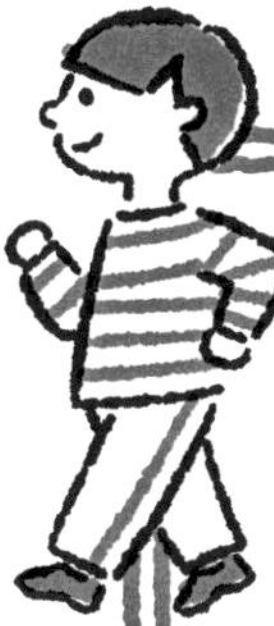

私は、もともと体はちょうどよいバランスをもっていると考えています。みんな小さな頃はこのバランスを自然に素直にいかして生活するから、「疲れ知らず」で走り回ったり、何時間でも同じ姿勢でお絵描きしたり、本を読んだり、折り紙したりできたのですが、成長するにつれて忘れてしまうのです。この章では、本来の体や自律神経のバランスを取り戻す運動習慣をご紹介します。

子どもの運動習慣と自律神経のはなし

近年、子どもたちの運動能力が低下しています。文部科学省の『体力・運動能力調査』によれば、今日の子どもたちの体力と運動能力は、30年前と比較してほとんどのテスト項目で低下していることが確認されているのです。

最近の子どもの体格が大きくなっているのは、みなさんご存知のとおりです。ということは、体の大きさは向上したけれど、体力や運動能力は低下しているのです。栄養状態は適切になったけれど、屋外での遊びが減ったために、運動量が減少した結果なのでしょう。

ここで、「そうか、うちの子どもには運動をさせないと……」と思うお母さん、お父さん、ちょっとお待ちください。子どもの前に、まずみなさんに運動習慣はありますか？

「いえ、忙しくて」「やらないとならないのはわかってるんですが」とおっしゃる方がほとんどでしょう。体力低下は子どもだけの問題ではなく、子育て世代にも大きな課題とされています。

子育て世代にあたる35～39歳、45～49歳の女性で、かなりの体力・運動能力低下がみられます。ちょうど仕事・育児・家事に忙殺される時期で、運動するための時間がとれないことが原因ではないかと考えられています。

運動習慣をつけることで、長期的な体力向上が見込まれるだけではなく、体に大事な機能が向上します。それは、自律神経の調整能力が育まれることです。

運動をすると、心拍数・体温・血圧が上昇し、発汗が起こります。その経験が、自律神経を調整する訓練となり、日常生活のなかでも、さまざまな環境の変化に適応できるような自律神経の調整能力に余裕が生まれるのです。

実は、運動の最中に起こる心拍の上昇などの体の変化は、精神的なストレスがかかった際にも起こります。運動習慣によって鍛えられ、余裕が生まれた自律神経系は、失調することなくストレスに対応できるようになるのです。ストレス耐性を上げるには、体に軽いストレスをかけて体を反応させ、そこから回復するという訓練が必要です。

運動のよい点は、無理のない適切な強度の負荷を、簡単に調整できるところです。そのほかの外から与えられるストレスは、簡単には自分で強度を調整できませんから。

また、少々の気温・気圧・湿度の上下動には反応しづらくなります。生まれつき「気象病」が起こりやすい体質でも、改善することができます。気象病の本態は自律神経失調ですから、運動が驚くほど効果をあらわすのです。

古くからこの効果を利用してきたのが、小児喘息の運動療法でしょう。水泳やスケートのトップアスリートには、小児喘息の既往がある方が多く含まれています。これは、呼吸器の自律神経による調整機能を改善させるのに、治療の一環として水泳やスケートが推奨されているからです。

また、手足の冷えも運動によって改善できる症状のひとつです（手足の冷えを訴える子どももまた、増えています）。毛細血管が豊富な手首・足首の先は、外側から温めてもなかなか血管が拡張せず、体の中心部から血液が流れて行きにくいのですが、適度な有酸素運動を行うと、自律神経の働きによって、上昇した体温を放熱させるように毛細血管は拡張し、温かい血液が流れ込んで行きます。これを繰り返し経験することで、末梢の循環が改善してきます。

この本を読んでいる子育て世代の女性には、とくに自律神経が弱い・気象病がある・末端の冷えなどの症状に見舞われている方、多いのではないでしょうか。

子どもの運動能力の向上のために習いごとをさせるなら、ご自身も同じ種目で体を動かしてみてはどうでしょうか？　そうすることで、子どもも「やらされている感」なしに体を動かし始めます。習いごとに送って行き、終わるまで待っている方も多いと思います。一緒に参加可能であれば、ぜひ一緒に習うことをおすすめします。

ちなみに私は、親子でカポエイラを習うことを選びました。効果はどうだったかというと……絶大でした。私自身、ストレス耐性が高くなった上、気象病の発現率がかなり低くなり、出る症状も軽症になりました。

私は長年、子ども、大人にかかわらず不調に見舞われる患者さんたちを診てきて、運動不足が原因で筋力低下・体脂肪率上昇し、結果的に自律神経失調と体の痛みにおそわれている方がたくさんいると感じています。

このような不調は、運動が一番の治療であり、これを避けて別の方法で改善しようとしても、遠回りになるばかりか、どうやっても治らない……ということになるのです。

東洋医学的な視点で捉えると、運動は「気」の巡りをよくして滞りをなくし、体の中に鬱積している必要のない「気」を発散させる力があると考えられています。体内のさまざまなエネルギーの総称である「気」ですが、これが鬱滞すると体が重だるく、痛みを発し、気分がすぐれず鬱々として、やる気の起きない不活発な状態に陥ります。これを、「気鬱・気滞」といいます。

解消するためには伸びやかに体を動かすことが必要であるとされ、そのための健康体操として「導引」が発明されました。現代のラジオ体操のようなものです。東洋医学が生まれた大昔は、庶民の生活の大部分を肉体労働が占めていましたから、「導引」が必要なのは、動く必要がない文人階級・王侯貴族でした。今、運動不足になっている現代人は、昔の貴族のような生活になっているといえるでしょう。そのため、「気鬱・気滞」が原因の病に陥りやすくなっているのです。

たとえば、「友達とうまく関われない」「不登校になる」など、人間関係の問題も、東洋医学的な視点では「気鬱・気滞」が原因のひとつであると考えられています。

「気」の巡りがよくなると外交的になりやすくなります。また、なんらかのストレスで「気」が滞るような出来事があったとしても、運動習慣があることで、「気鬱・気滞」が悪化しないうちにストレスを発散・解消でき、レジリエンス（回復力）を高く保てるのです。

／子どもの気になる様子／

姿勢がわるい、猫背ぎみ

Before

長時間、背筋を伸ばして座れない
立っていても座っていても背中が丸まる
すぐにごろごろしたがる

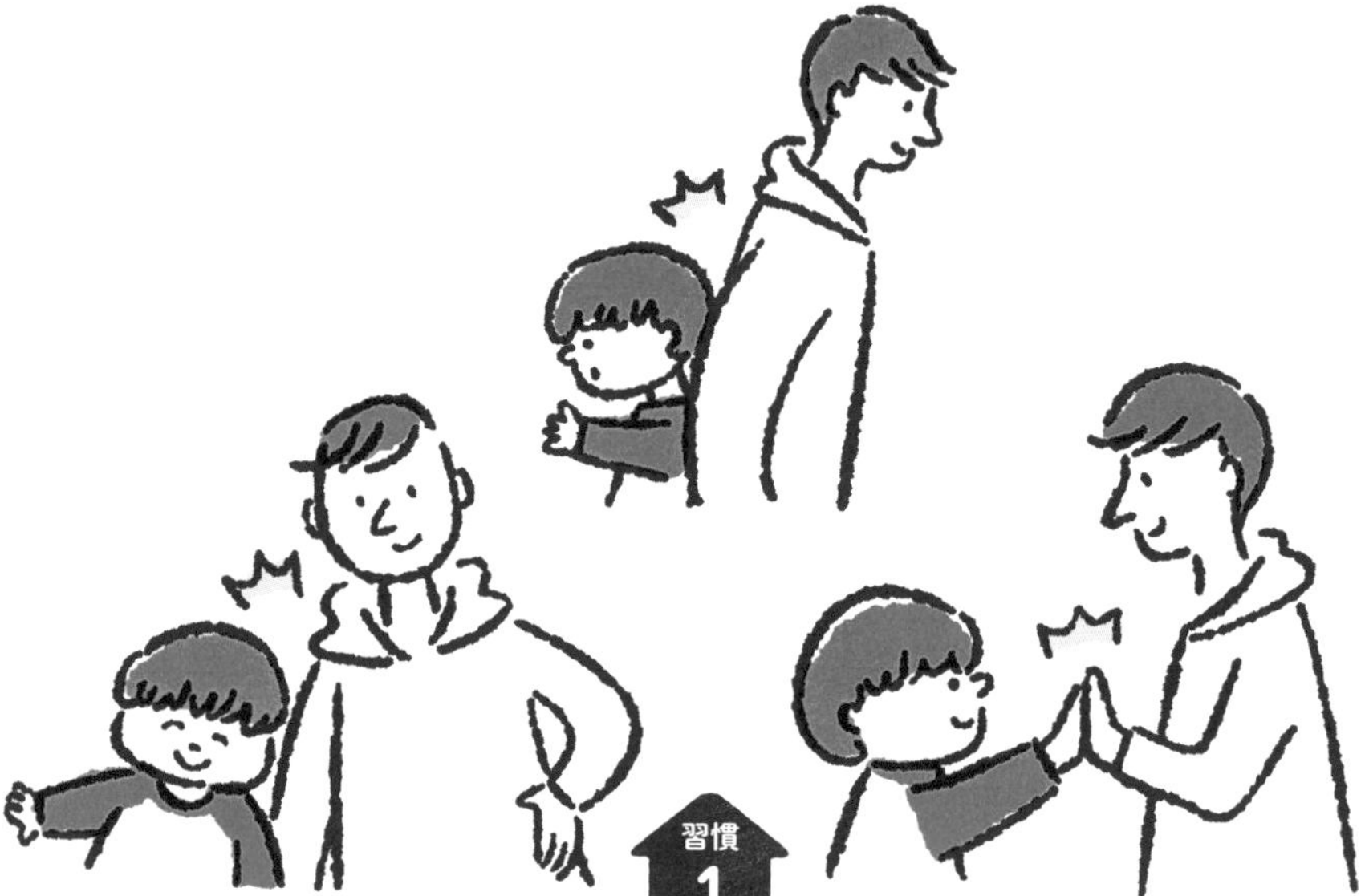

習慣 1

親子で「ぶつかり稽古」をして、筋力を養おう

After

体に芯ができる
意識せずに背筋を伸ばして過ごせる

姿勢がわるい、猫背ぎみ

子どもの体がぐにゃぐにゃで、姿勢が定まらない。そんな場合は、全身の筋力が不足であることも少なくありません。こういった子どもには、親子で時々、「ぶつかり稽古」をすることをおすすめします。

横に並んで立って、お互いに体全体で、どかーん！　とぶつかってみてください。同様に、背中合わせでどかーん！　今度は顔を見合わせて、お相撲さんのように手を前に出して手と手を合わせて、どかーん！

こうすると、身体に一瞬力が入って、姿勢を保つための芯になる筋肉が目覚めます。昔はこんな遊びをよく、やっていましたよね。

椅子や机の高さが合わないことで猫背になる子どももいます。机の高さは手を置いて肘が直角に曲げられる高さ。椅子の高さは、足の裏がぺたっと床につく高さです。子どもの場合、食卓などはこの基準を満たさないことがほとんどです。机の高さに関しては椅子の高さを上げることで、足元は踏み台などで調整しましょう。

長時間、背筋を伸ばして座り続けるのに便利なのが、ごく小さいバランスボールです。20㎝程度の直径のものが売られてます。少しゆるめに空気を入れ、これを椅子の座面に置いて座ります。こうすると、絶えずバランスをとるような座り方になるため、自然と背中が丸まらなくなります。自宅学習の際に試してみてください。

親子で「ぶつかり稽古」をして、筋力を養おう

／子どもの気になる様子／

体がかたい、運動が苦手

Before

体がかたい

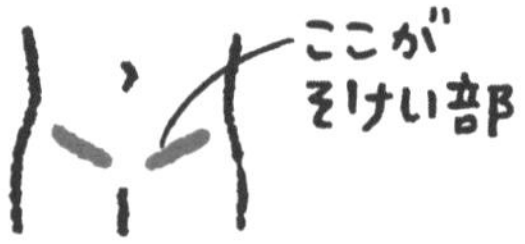

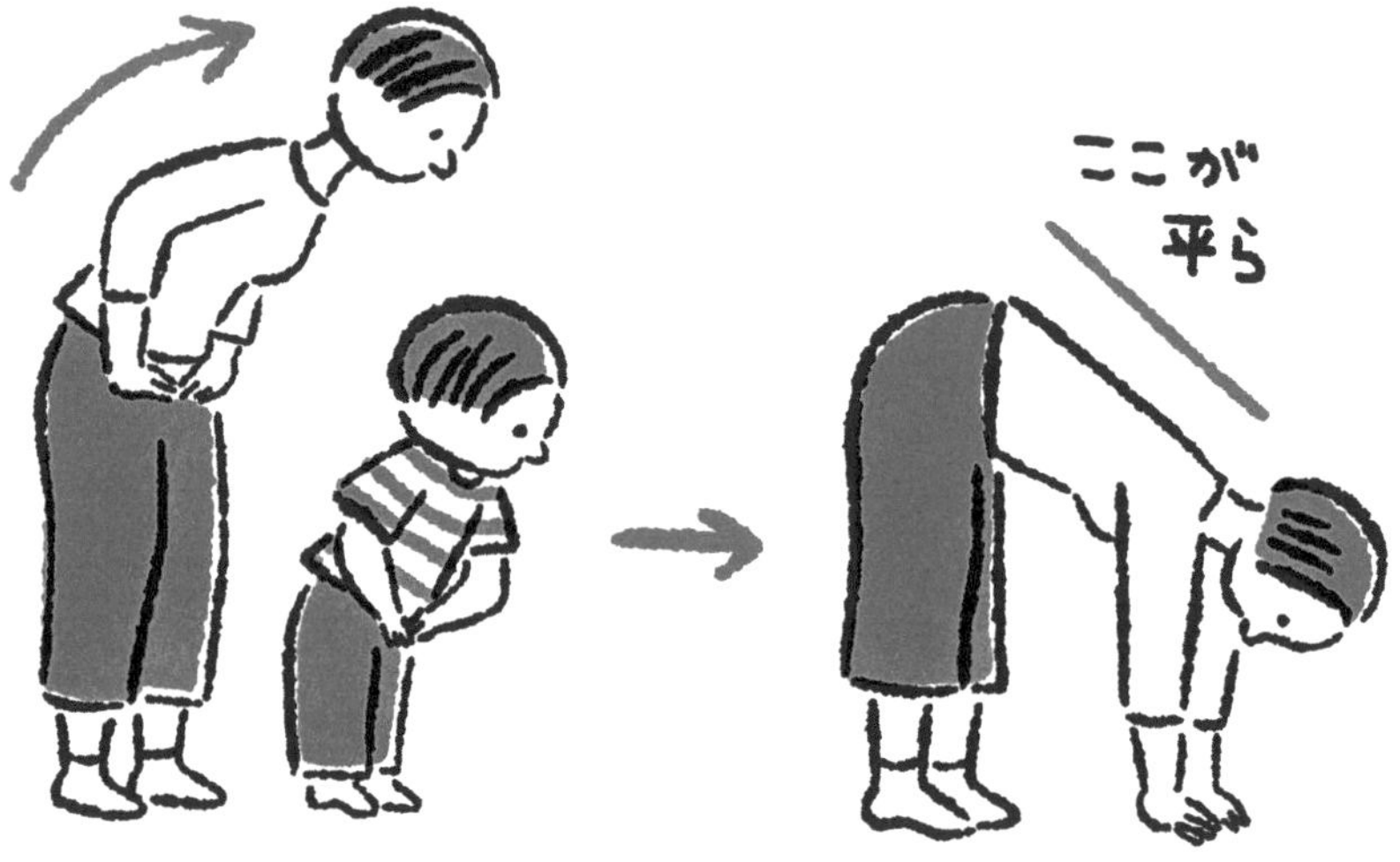

習慣
2

股関節の正しい位置で体を曲げよう

After

指先が床につく

体がかたい、運動が苦手

体がかたいこと、動かしにくいことの問題は、そのために「運動嫌い」につながりやすいことではないでしょうか。

私は子どもの頃、極端に体がかたい子でした。前屈では、床からマイナス20㎝が当たり前、開脚も膝を曲げないと床に座れない状態です。中学校で合気道を習い始め、なんとかおでこを床につけられるようにはなったのですが、やめてしばらくしたら、元に戻ってしまいました。

ですが、鍼灸師になって解剖学を知り、その後に通った大学で「人間は曲がらない場所から関節を曲げようとする」(アレキサンダーテクニーク)という驚愕の事実を知りました。なるほどそのとおりで、曲げる場所の意識を修正したら、一瞬で手指が床についたのです。

立った状態から前屈をしてみてください。鏡に映して、背中が山なりになっている場合は、うまく股関節から曲げられていません。そけい部に「コマネチ!」とやるように手を置いてください。その手を軽く押し込むようにしながらお辞儀します。子どもと一緒に試してください。きっと驚くと同時に、体に対する自信が復活すると思いますよ。

開脚ストレッチも股関節から曲げて床に座骨をつけて座ってから、誰かが足をゆすってやるといきなり可動域が広がります。

体のかたさは、物理的に筋肉や腱がかたいのではなく、単純に曲げ伸ばしをする位置が間違っている場合も多いのです。

股関節の正しい位置で体を曲げよう

／子どもの気になる様子／

運動で動悸や息切れがする

Before

動くのをおっくうがる
階段が嫌いで、エスカレーターや
エレベーターを使いたがる

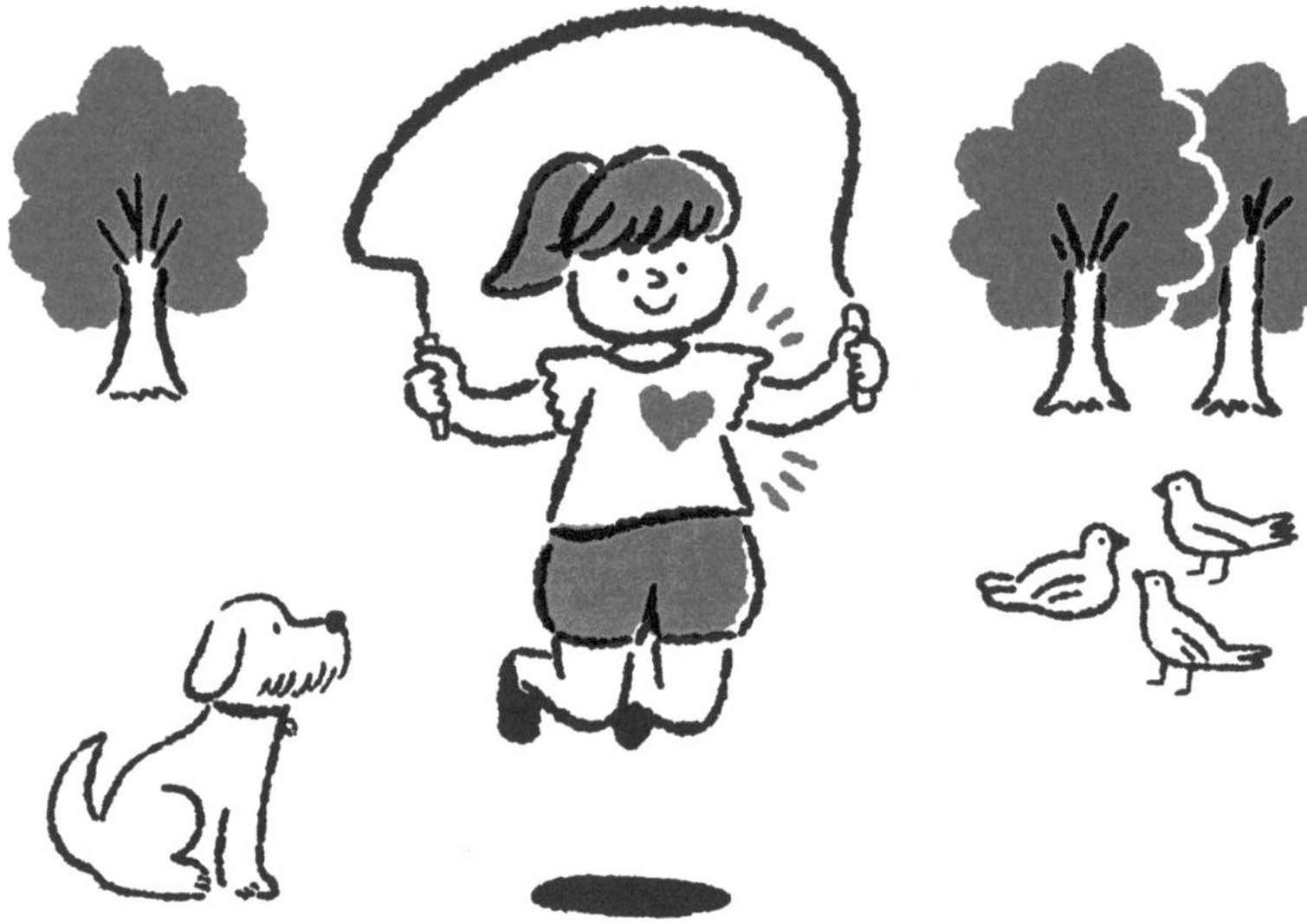

習慣
3

少しどきどきする運動で、自律神経を鍛えよう

After

動くのを嫌がらなくなる
だんだんと運動時間が増える

運動で動悸や息切れがする

↓

「動悸や息切れがするから運動ができない」というのは、子どもに限らず、大人もよく訴えることです。

しかし、動けば心拍数と呼吸数が上がるのは当たり前のことで、逆に心拍数も呼吸数も増えないのなら、運動とはいえません。息が上がって少し苦しくなるところまで運動を続けないと、本来備わっている循環器や呼吸器の機能を完全に使えず、だんだんと機能が落ちてしまうのです。

動くのが得意ではない子どもの場合、胸がどきどきする経験が少なく、それ自体を「怖いこと」と認識してしまうことがあります。飛んだり跳ねたり走ったりすれば、息が上がったり胸がどきどきするのは普通の反応で、むしろ生きている証拠なのだ、と教えてあげてください。

その上で、子どもが遊びながらできる、適切な強度の運動に誘います。

けんけんぱ、鬼ごっこ、チョコレート・パイナップル・グリコ、だるまさんが転んだ、縄跳び、ジャングルジム……などなど、昔からある遊びには、体を使う遊びがさまざまあります。これらを日々の遊びに取り入れるのがおすすめです。

わが子をよく見て、苦しくならない程度のちょうどよい負荷の運動をすすめられるようになることも、親にとって大切なことです。家の中でできる遊びとして、私が通っているブラジリアン柔術の先生の『親子で楽しむ柔術あそび』(秋川かずよ/日貿出版社)をおすすめします。ちょっとしたスペースで親子でできて、楽しいですよ。

↓

少しどきどきする運動で、自律神経を鍛えよう

／子どもの気になる様子／

肩や腰がこる、血行がわるい

Before

座りっぱなし、寝転がりっぱなしで遊んでいる
「肩揉んで」という

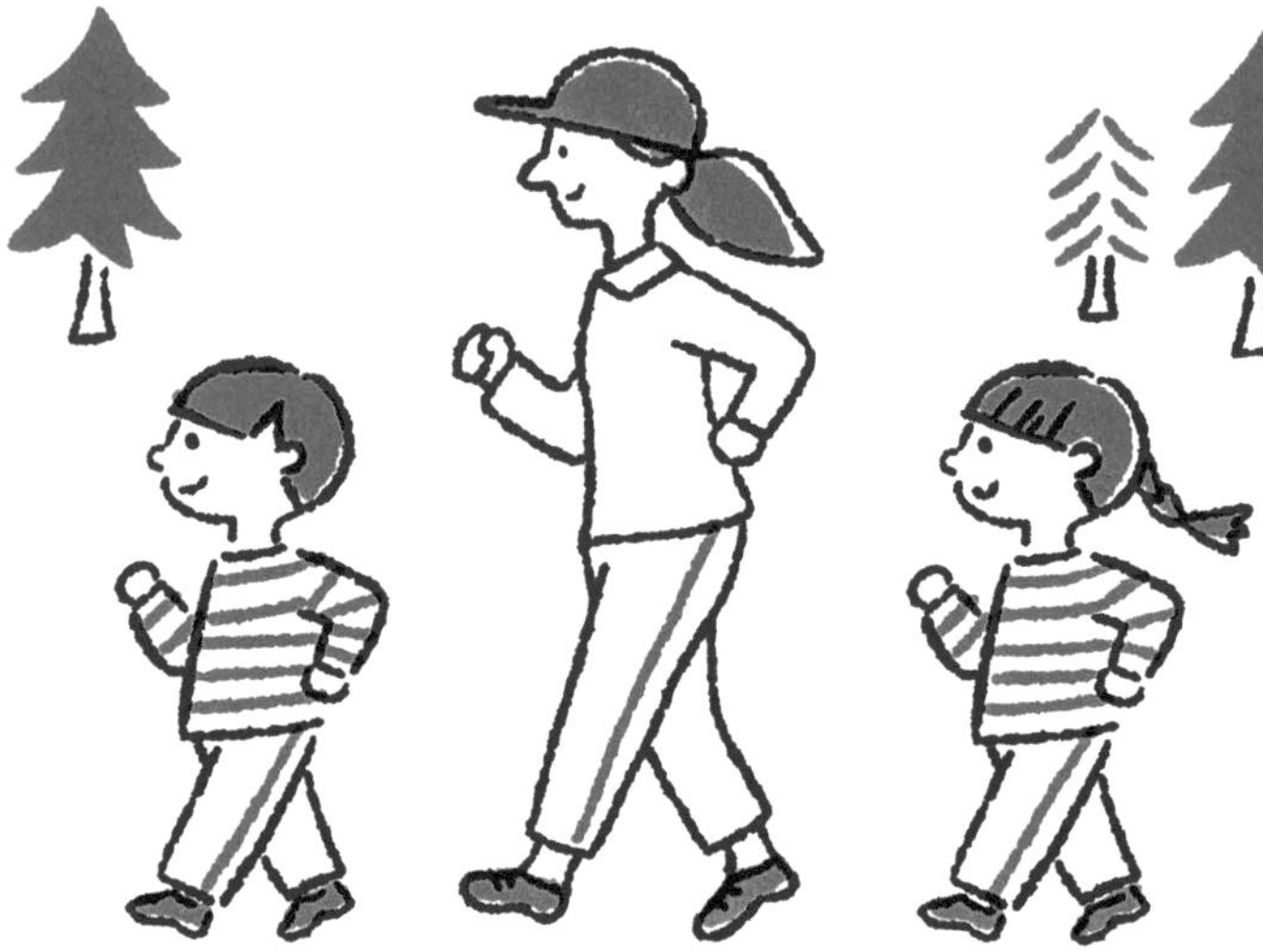

習慣
4

じーっと同じ姿勢を続けず、軽い運動をしよう

After

動いて治そうとできる
親子ともども運動しようと思える

肩や腰がこる、血行がわるい

筋肉のこりや痛みは、筋肉に流れる血液が滞ることで起こります。筋肉は、収縮と弛緩を繰り返すことによって、新しい血液を筋肉内に送り込み、古い血液を追い出す仕組みを持っています。同じ姿勢をずっと続けることは、筋肉内に新しい血液と、それが運ぶ酸素や栄養分の供給量を減らして、老廃物が溜まるのを手助けしているのと同じなのです。

改善するにはまず、血液の供給を増やすための有酸素運動が必要です。

また運動後、筋肉内に血液が豊富に含まれたままにしておくと、今度は筋肉痛や筋肉が張った感じが強く残ります。ですから、整理体操としてストレッチを加えます。ゆっくり伸ばすことによってパンプアップした筋肉を鎮めることができます。

どんな種目でも構いません。子どもと一緒にできる運動を見つけ、遊びながらやってみましょう。親が動かないのに、子どもに「体を動かしたら治るよ」といっても、説得力はありません。

「ウォーキングをしているけど……」という方もいますが、フォームを見ると下肢が主体になっていて、上半身はあまり動いていないことがほとんどです。全身をほぐすには、腕を大きく振りながら歩きましょう。

肩こりや腰痛は、鍼灸、マッサージやそのほかの療法だけでは治りません。一時的に改善しても、運動を適切に加えないと、元に戻るだけで、筋肉のかたさや、それによる痛みから逃れることはできないのです。

じーっと同じ姿勢を続けず、軽い運動をしよう

／子どもの気になる様子／

体の緊張が強い、呼吸が浅い

Before

肩が上がり気味
体の緊張が強い
すぐに息が上がる

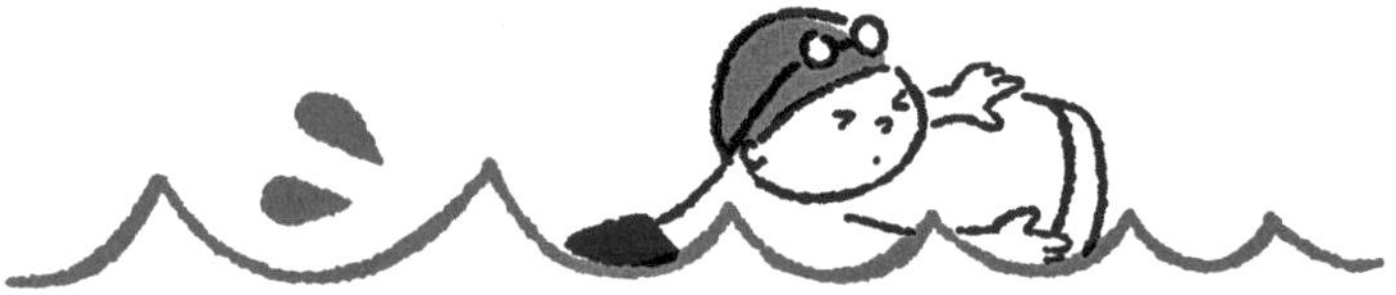

習慣
5

深く長い呼吸で、よけいな力を抜こう

After

肩が下がってくる
リラックスできる
階段を駆け上がれる

体の緊張が強い、呼吸が浅い

子どもの声が騒音だといわれてしまう昨今。大声で外を駆け回ることもできなくなって、呼吸が浅い傾向の子どもが増えていると思います。

　呼吸は、自律神経と深く関わっています。私たちはふだん、胸式呼吸（いわゆる口呼吸）と腹式呼吸を使っていて、無意識にする呼吸はこの2つの混合になっています。腹式呼吸が主導になるのは、眠る際やリラックスしている状態の、副交感神経が優位の時。逆に胸式呼吸が主導になるのは、全力疾走の後や緊張、恐怖を感じる状態など、交感神経が優位な時です。ですから、体の緊張が強く肩が上がっているような子どもは、呼吸が浅く速い傾向があるのです。

　ふだん、どちらかの呼吸に限定して使うのはかなり難しいことで、そんな必要はありませんが、よけいな力を抜いてラクに過ごす呼吸方法は、自然と身につけるといいと思います。

　息を深く吸うためには、まず、息をすべて吐き切ることが重要です。水泳の息継ぎは、その点でとても効果的で、小児喘息の患者さんにもすすめられています。

　呼吸法は家庭で練習することもできます。できるだけ長く細く口から息を吐き出し、息を吐き切ってから、今度は一気に鼻から吸い込みます。横隔膜や肋骨がしっかり動く感覚が掴めたら、腹式呼吸ができています。この時、背中側にもしっかりと呼吸が入るよう、肋骨の背中側も意識して息を一気に吸い込みましょう。

　この呼吸を覚えると、日常生活だけでなく、運動時にも息が上がりにくく、深めの呼吸を維持しやすくなります。

深く長い呼吸で、よけいな力を抜こう

／子どもの気になる様子／

体をぶつける、あざが多い

Before

ぶつかって、けがをする・物をこわす

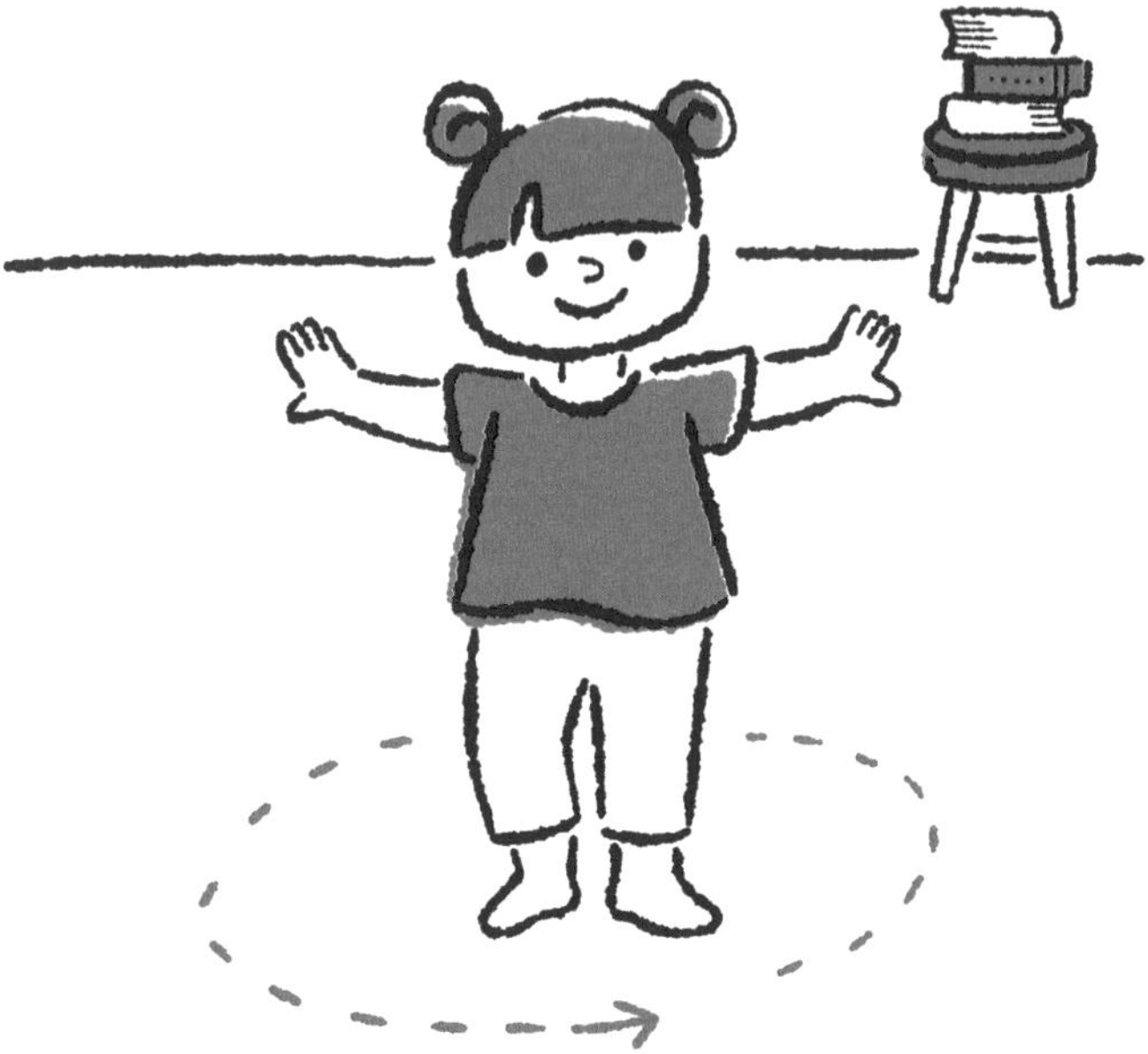

習慣 6

両手を広げてゆっくり回る運動をしよう

After

ぶつかりにくくなる
けがをすることが減る
物をこわさなくなる

体をぶつける、あざが多い

子どもはよくアザを作ります。実は子どもの視野は、大人と比べてとても狭いのです。大人並の視力が出始める6歳くらいでも、平均的な視野は水平方向で90度程、垂直方向で70度程、大人の視野の真ん中あたりしか、はっきりと見えていません。大人の目の端に映っている物は、子どもにはほとんど見えていないから、ぶつかりやすいのです。

　また、自分の体の大きさ、物との距離感、自分の体の勢い、力加減を正しく把握・コントロールできていないと、あちこちにぶつかってしまいます。簡単なトレーニングとして、両手を広げてゆっくりとその場で回る方法があります。何度か繰り返すと、「この範囲にある物には手や足がぶつかるから注意して動かないとならない」と理解できます。柔らかい物を上から吊るし、それに当たるか当たらないかで回ることで距離感を掴ませたり、少しかたい物を上から吊るし、当たると軽い衝撃が加わるようにして体の勢いをコントロールさせるのも効果的です。

　手が届く範囲を知って、体にその感覚を叩き込む稽古は、武術で相手との間合いを知るために使う方法です。自分の手や足が届く範囲は、相手の攻撃が届く範囲でもあるので、迂闊に近づいてはいけないのです。

　相手が物でも人でも、適切な距離感は大切です。空間認知の問題は、発達特性が関係している場合もあります。大きなけがを防ぐためにも、練習してください。

両手を広げてゆっくり回る運動をしよう

／子どもの気になる様子／

すぐに疲れる、体がだるそう

Before

すぐに「疲れた」という
電車やバスで席に座りたがる

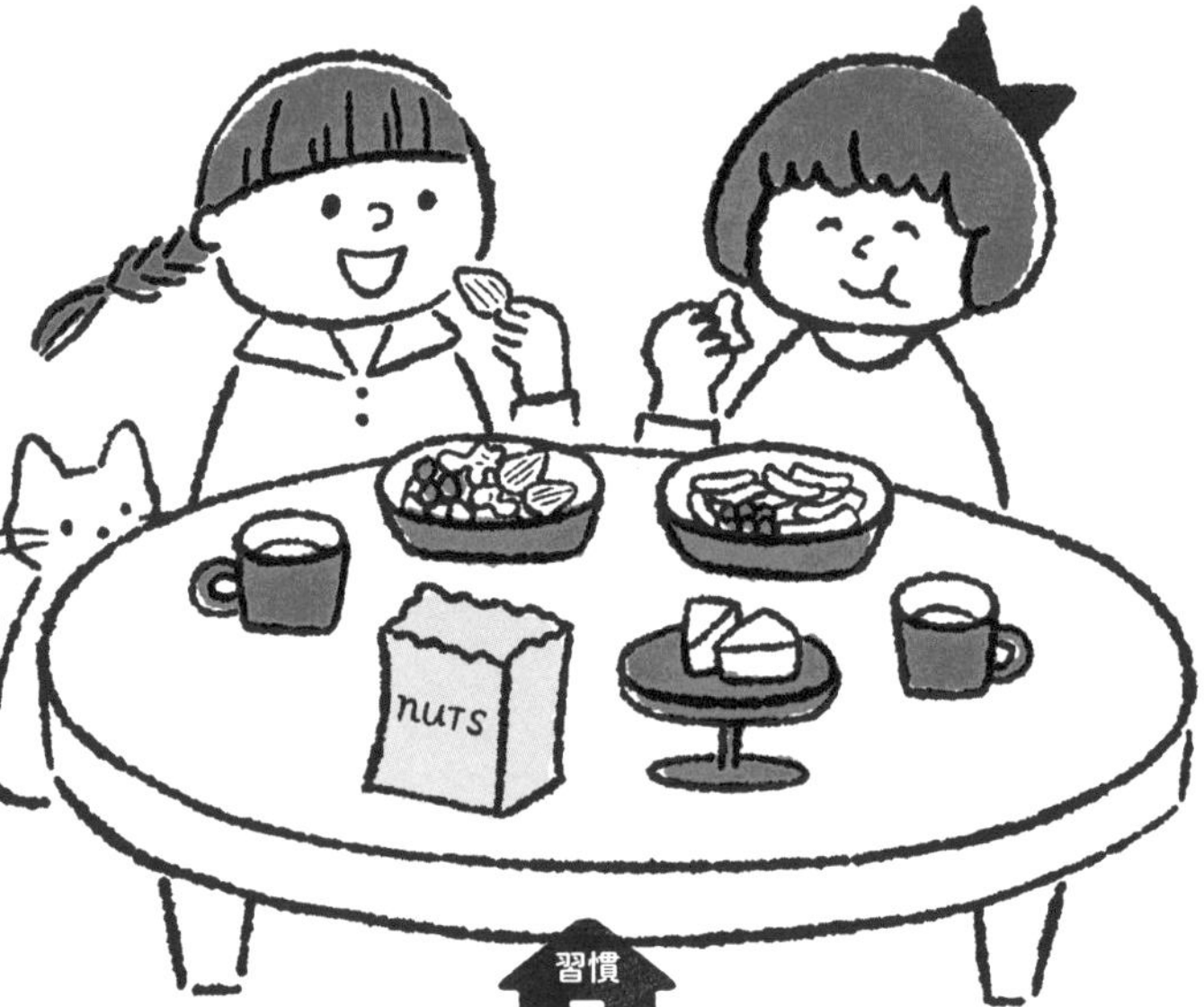

習慣
7

おやつはナッツ、チーズ、ドライフルーツに置き変えよう

After

「疲れた」ということが減る
電車やバスで立っていられる

すぐに疲れる、体がだるそう

なんとなくいつもだるそうで、体が重たそうにしている子は、ちょっと食べすぎの傾向があります。

それほど太っていなくても、消化器に負担がかかっている状態です。とくに、甘いものや炭水化物の摂取量が、身体のだるさに関係しています。血糖値が上がると、インスリンというホルモンが出て、それを下降させます。すると体はまた糖質を欲するようになり、血糖値が上下し、交感神経が刺激されてだるさを引き起こすのです。

おやつや朝食の内容を見直しましょう。甘いジュースやアイスクリーム、お菓子を多く食べていたり、朝食は甘いシリアルや菓子パン、オレンジジュースにフルーツヨーグルト、なんてメニューになっていませんか？　ガムやキャンディを際限なく口に入れて、過ごしていたりしないでしょうか。もしそうだったら、すぐにやめさせましょう。

おやつには果物やナッツ、チーズ、ドライフルーツなどを食べさせます。朝食は甘味のないパン・ごはん・麺類と、タンパク質に置き換えます。

2〜3週間もすると、慣れてきます。そして、だんだん、だるそうなそぶりが消えてきます。その後、量を決めて元のおやつに戻しましょう。

砂糖の過剰摂取を控えた際のだるさ改善は、めざましいものがあります。これは大人にもいえることで、毎日甘いものを摂取している場合、理由のないだるさが発生しやすくなります。肌のくすみも改善されますので、試してみてください。

おやつはナッツ、チーズ、ドライフルーツに置き変えよう

／子どもの気になる様子／

筋肉痛が続いている

Before

運動の翌日、筋肉痛がつらい
痛みが強く、運動が好きになれない

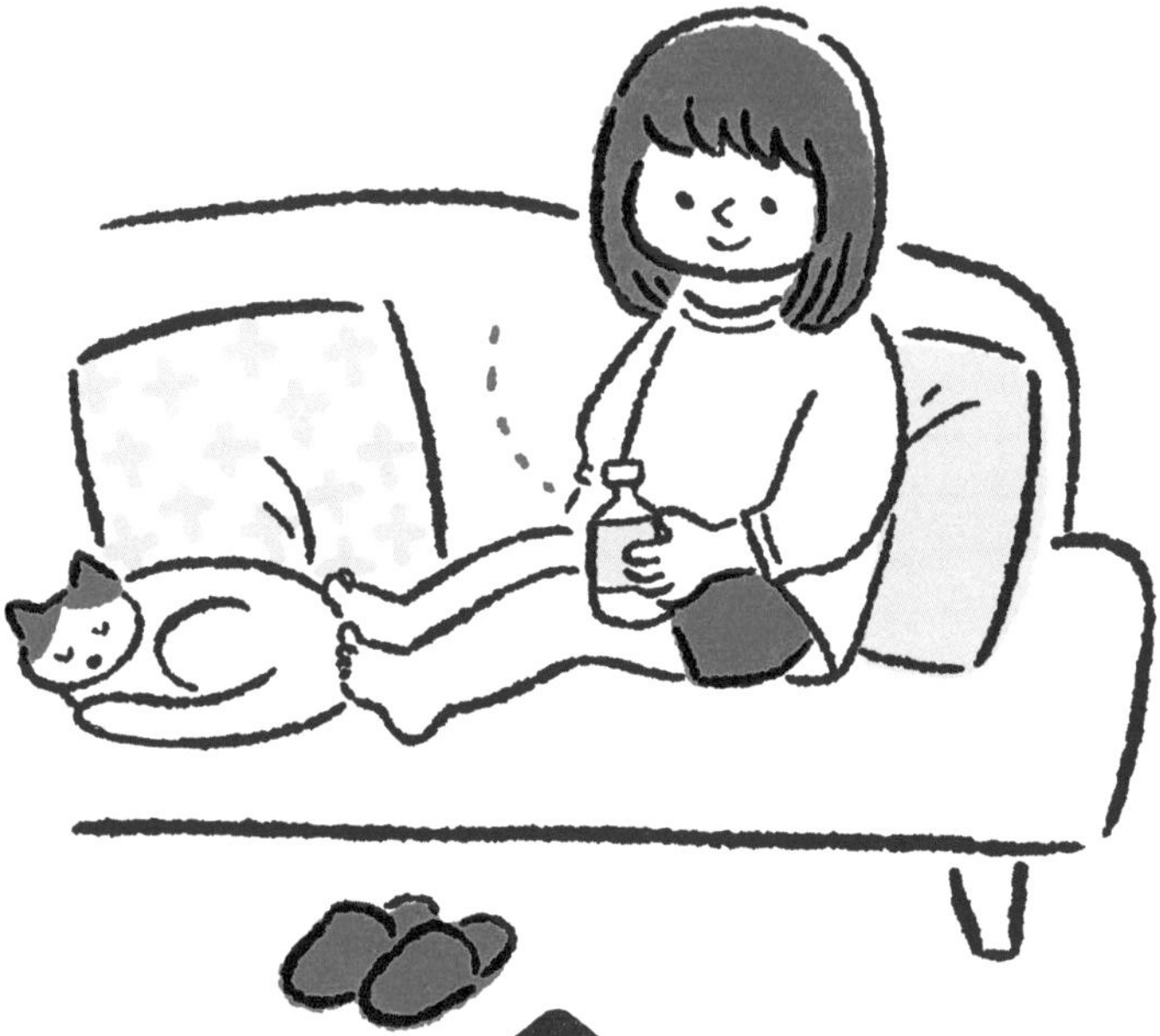

習慣
8

運動の後、ペットボトル温灸で温めよう

After

筋肉痛がやわらぐ
痛みが緩和され、運動が好きになる

筋肉痛が続いている

∨

私は強い筋肉痛が出るほどの運動は、まったくおすすめしません。しかし指導する側に「強度の調整」という概念がない場合、避けられないこともあるのでしょう。とくに競技スポーツでその傾向があり、昨今、問題になっています。

あまりにも強い強度の練習を求める指導者に継続的に師事しているなら、子どもの長い人生のためにも、指導者を変えることを検討してください。行きすぎた指導によって、子どもの体の持分を使い切らせてしまうことも少なくないのです。

子どもが筋肉痛を訴えた場合、次の日に痛みを残さないためにできることがいくつかあります。

筋肉の炎症を抑えるために、冷やす人が多いのですが、少々冷やしただけではほとんど炎症は止められません。実はむしろ、運動後、温めたほうが効果的です。ペットボトル温灸を痛みが発生しそうな場所にまんべんなく、ぽんぽんと軽く当てていくといいでしょう。

運動強度が強いスポーツを習っている場合、いつも同じところに痛みが発生することがあります。この場合は、「ビーズテーピング（181頁）」を痛む部位に貼ると、筋肉痛の発生が抑えられることがあります。

あまりにも厳しい強度の練習後は、「桂《けい》枝茯苓丸《しぶくりょうがん》」を使うこともあります。これは血液の鬱滞を改善する漢方薬で、本来、打ち身や捻挫に使うものです。2歳以上が服薬可能です。

※漢方は、かかりつけ医、薬剤師または登録販売者に相談し、保護者の指導監督のもと服用させてください。

∨

運動の後、ペットボトル温灸で温めよう

／子どもの気になる様子／

声が小さくて、覇気がない

Before

聞き取れないほど声が小さい
いつも怯えているように見える

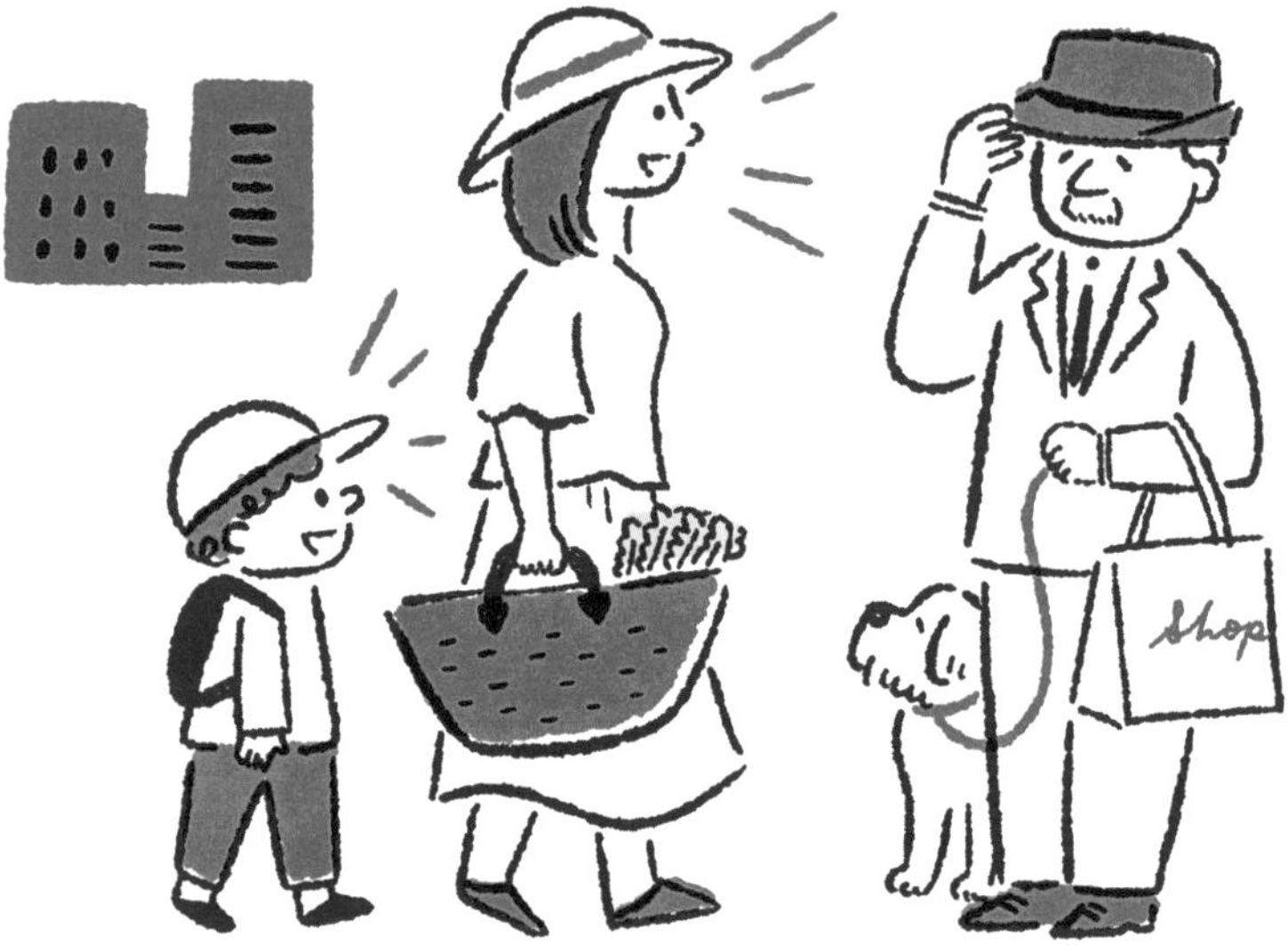

習慣
9

よく通る声で、挨拶をしてみよう

After

声が大きくなる

声が小さくて、覇気がない

↓

赤ちゃんが空腹を訴えて泣く時、弱々しく小さな声で泣く子は、そうはいないでしょう。もしひどく弱々しい声なら、親はすぐに、体調に異変があると考えて病院を受診すると思います。ですから、赤ちゃんの時に大きな声で泣いていた子どもが、今、とても小さな声で話すなら、声を出さなくなるきっかけがあったはずです。なぜ小さな声で話すのか、その気持ちを聞いてあげてください。

多いのは「恥ずかしいから」かもしれません。大きな声を出すと周囲の注目を浴びるので、小さい声で目立たないようにしようと考えるのです。強要して大きな声を出させるのは逆効果です。「声」で相手にどんなことが伝えられるのか、話して聞かせるといいと思います。

わが家では、声はコミュニケーション手段で、相手にはっきり聞こえる声で接することは、「あなたのことが好きです」と伝える方法だと教えました。聞こえない声で挨拶をしたり、恥ずかしいからといって声を出さずに目を背けるのは、「相手とコミュニケーションをとりたくない」という意思表示になりかねず、とても失礼なことだ、と。声の働きがわかれば、必要なだけの大きさの声は出るようになります。（息子は「僕はお隣のおじいちゃんになんてことを……、今から行って挨拶してくる」と涙目になったので、「明日からにしよう」と苦笑した覚えがあります）。

呼吸のトレーニングでも、大きくてよく通る声が出るようになります（85頁）。

↓

よく通る声で、挨拶をしてみよう

／子どもの気になる様子／

乗りもの酔いしやすい

Before

乗りものに酔いやすい
バス遠足が憂鬱そう
回転運動が苦手

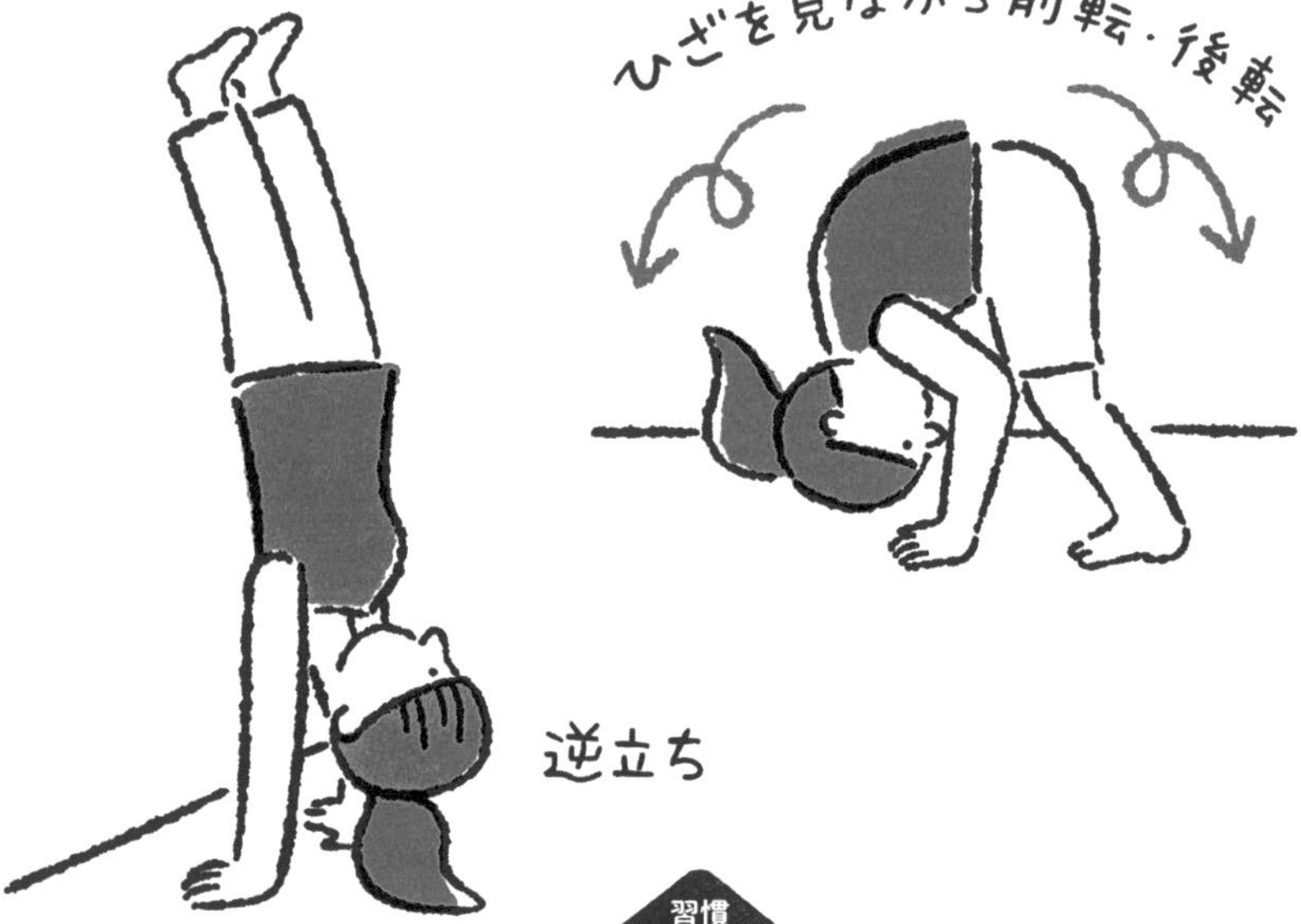

習慣
10

前転、後転、逆立ちで、三半規管を刺激しよう

After

乗りものに乗る前に、憂鬱さが減る
マット運動などで気分がわるくなることがなくなる

乗りもの酔いしやすい

∨

乗りもの酔いの体質は、遺伝によるところが大きく、親も同様の体質という方もいるでしょう。

トレーニング方法はいくつかありますが、私は回転系のマット運動を行うことをおすすめします。乗りもの酔いをしやすい子どもはマット運動も苦手なことがあります。生まれつき、三半規管の調整能力が低いため、回転運動を行うと吐き気が起こってしまうのです。

内耳の平衡感覚を司る三半規管の機能は、刺激に慣らすことで改善することが知られています。布団の上で前転・後転をするのを日課にしてみるといいでしょう。何回もやる必要はありません。1回で充分です。三半規管に継続的な刺激を与えることが大切です。この際、前転でも後転でも、自分の膝をきちんと見ることを習慣づけます。視野と姿勢が関連づけられると、酔いにくくなるのです。

壁に寄りかかって逆立ちができるようでしたら、これもトレーニングに取り入れます。逆立ちはふつう、床を見てしまうが、このトレーニングではおなか側を見るようにします。こうすると逆さまの世界が見えます。この視野と姿勢が関連づけられると、やはり酔いにくくなるようです。

手首にある「内関《ないかん》」「神門《しんもん》」は吐き気止めの経穴として知られています。乗りものに乗車する前に、ここにプラスチックビーズを絆創膏で貼付する「ビーズテーピング」もいい方法です。市販の酔い止め薬とあわせて使うといいでしょう。

∨

前転、後転、逆立ちで、三半規管を刺激しよう

親子で似てしまう体の動き

自分の背中を撮られた写真を見て「やだ、お母さん／お父さんにそっくり！」と、がっくりするような気分になったこと、あるのではないでしょうか。私はあります。子どもの頃はそこまでではなくても、大人になるにつれてどんどん親の動きに似てくるような気がします。これは、先天的な理由と後天的な理由から、いたしかたないことでもあります。

行動遺伝学という分野での最近の研究では、両親からどの部分を受け継ぐかはランダムですが、子どもの運動能力や思考力・記憶力、性格的な部分に及ぼす遺伝的特性の影響はとても大きいことがわかってきています。同じ親から生まれたきょうだいでまったく違う子どもが育つのは、両親から受け継ぐ遺伝的形質がランダムに組み合わさっている結果だそうです。体の動き方には、遺伝的な骨格や筋肉のつき方に加え、運動神経の発達傾向が大きく関与します。その上、赤ちゃんの時に見て育つのは親の動き方なので、後天的な学習も親の動きがベースになります。こうして、親にそっくりな動きをする子どもができあがっていくわけです。

遺伝的な特性に関しては、残念ながら変えることができません。ですが、後天的に獲得する動きのバリエーションは増やすことが可能です。アメリカの医学者であるスキャモンが提唱したのが、「発達・発育曲線」です。神経機能は5歳頃までに約80％、12歳頃までにほぼ１００％形成されるとされます。ですから12歳頃までにさまざまなバリエーションの動きを経験させることで、生涯を通じて、運動することが楽しいと思える動きを獲得できるのです。

「36の基本的な動き」というものがあります。３つのセクションに分かれています。

・体のバランスをとる9つの動き：「平衡系運動」と呼ばれる姿勢変化や平衡維持の運動（立つ・起きる・回る・組む・渡る・ぶら下がる・逆立ちする・乗る・浮く）

・体を移動する9つの動き：「移動系動作」と呼ばれる上下・水平方向の移動や回転運動（滑る・跳ぶ・登る・歩く・走る・跳ねる・這う・くぐる・泳ぐ）

・用具を操作する動き・力試しの18の動き：「操作系動作」と呼ばれるモノや自分以外の他者を扱う運動（持つ・支える・運ぶ・押す・抑える・漕ぐ・掴む・当てる・取る・渡す・積む・掘る・振る・投げる・打つ・蹴る・引く・倒す）

　これらの3つの動きをバランスよく経験することがとても大切で、お金をかけてたくさんの習いごとをしなければならないわけではないのです。これらの動きは、さまざまに外で遊ぶことで獲得できるものです。やりにくいのは、バランスをとる動きのなかの「起きる、回る、組む、逆立ちする」あたりでしょう。

　わが家では私・娘・息子の3人でカポエイラを習っています。カポエイラはブラジルの伝統的な武術のひとつで、逆立ちや側転などトリッキーな動きがたくさん含まれています。武術ですので、他人と組んで引き倒す動きなどもあり、前述の36の基本動作のうち、日常的な遊びではやりにくい動きが補完できます。ブラジリアン柔術やレスリングも、マット運動が基礎にありますので、基本動作を学ぶのによいのではないかと私は考えています。またこれらの武術には直接的な打撃がありませんので、未成熟な子どもの体に対してのダメージがありません。親の運動不足を解消するためにも子どもと一緒に学んでみたらいかがでしょうか。

Chapter 4

ぐっと集中して ほっと心を ととのえる 10の養生

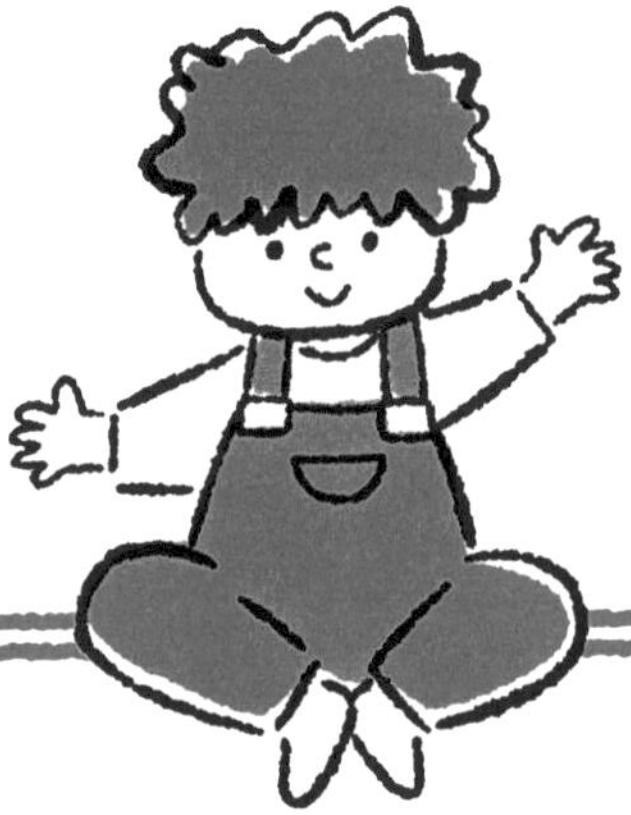

ストレスの多い現代社会だからこそ、子どもに精神的にタフに育ってほしい、と願う親は多いことでしょう。基本的な睡眠・食事・運動の習慣は、精神的なストレスに対する耐性に大きな効果がありますから、まずは1〜3章をしっかり見直してみてください。その上で、この章では、子どもの心の不調に気づいた時に、ぜひおすすめしたい養生習慣を紹介します。

子どものストレスと健康のはなし

子どもが感じる精神的なストレスは、主に、

・早期に「大人の価値観」に晒されること
・対人関係

の2種類だろうと私は考えています。

「早期教育は意味がない」「弊害すらある」というような研究結果が幾度となく出ても、幼少期からの英才教育が流行しています。都市部にはさまざまな習いごとをして、学習塾に通い、受験に向かう子どもがたくさんいます。子どもに良い教育を受けさせ、良い学校に入り、良い仕事に就けるようにしてやりたいと願う親心がそうさせるのだと思います。とくになにも考えずにぼーっと過ごせていた昔の子どもとは違って、現代の子どもたちは、「覚えなければならないこと」、「できなければいけないこと」など、さまざまな情報が溢れた世界に生きているのです。そして親の期待や大人の価値観を感じ取り、かなり早い段階で大人の用意した競争の世界に入り込まなければならないのです。

　おそらく、勉強に代表される早期教育が功を奏する子というのは、医師・弁護士・裁判官など、大量の勉強が必要な職業に就くような、周囲に比べてずば抜けて記憶力がいい子どもです。また伝統芸能の家に生まれた子が、幼少期から稽古を続けるのも同じです。その道を生業にするとなれば、ごく小さな頃から厳しい訓練を受けるほうがいいわけです。ですが、ほとんど親は、子どもの進路や将来を「これしかない」と決めているわけでは

ないだろうと感じます。そうであれば、子どもの「好きなこと」が芽生えるのを待つことはできないものでしょうか？

大人になってから、一日はあっという間に過ぎますが、子どもの頃の一日はとても長かったという覚えはないですか。さまざまな経験が少ない子どもは、日々、あらゆる物事から初めて受け取る情報が多いために、時間がとても長く感じるものなんだそうです。

そんな時期に、遊ぶ時間をたくさんとって、「好きなこと」に没頭する時間をたっぷりとってやることで、「得意なこと」が勝手に伸びていくのではないかと思います。そうして、その子が自力で人生を獲得していけるようにしてやることが大切でしょう。

「好きなこと」・「得意なこと」がある子はストレスに強くなります。なにかしら困ったことがあっても、「好きなこと」・「得意なこと」をやっていれば、なによりも楽しいので、ほかから受けたストレスを軽くすることができるのです。ストレス耐性を上げるために、子どもに親がしてあげられることといったら、「無条件でその子を愛すること」と、なにも言わずに「好きなことに没頭する時間」を確保してやることでしょう。

「無条件で子どもを愛する」というのは、「あなたは頭がいいから大好きよ」「あなたは足が速いから大好きよ」「○○ちゃんよりできるから」……というような、条件付きでその子を愛することではありません。「あなたはなんであっても大好きよ」と、全肯定する愛情の注ぎ方です。私はこれにもうひとつ「あなたがなにをしても、なにがあっても味方よ」と伝えています。これは、たとえ罪を犯したとしても最後まで味方でいてくれる人がいると思えることで、どうにもならない出来事があった時に、早めに親に相談できる筋道を作っておく意味があります。「いい子でいるなら大切にしてあげる」ではなく「あなたはなんであっても大切な人」と伝えることで、自分のやったことのせいでわるい状況に陥っており、自業自得なのかもしれないと考えた時でも、相談がしやすくなるのです。

また、幼児期・児童期は、子ども同士の関わり合いのなかで、人との関係性の築き方を学んでいく時期でもあります。多様な子ども同士がごちゃごちゃっとまとまって遊ぶことができる時間を確保してやりたいものです。

この際、「みんな仲良く」ではなく、子ども自身に、それぞれの人との距離の取り方を考えさせるようにしましょう。出会った人間の全員と、仲良くできるわけがないのです。仲良くしたい子・仲良くできる子・できれば関わりあいたくない子、それぞれとのうまい付き合い方に悩みつつ、うまい距離感を学ぶことが大切だと思います。

「みんなと仲良く」することを教えなくていいのか、疑問に思う方もいらっしゃると思うのですが、大人がやれないことを、どうして子どもにやらせなければならないのでしょうか。子どもは大人をきちんと見ていますから、大人が全員と仲良くしていないことはわかっています（なんならあなたが時々、嫌な上司の悪口を配偶者に愚痴っていることも）。人生のストレスの大半を占める人付き合いについて、理想論ではなく、実際的な解決方法を教えてやることが大切だと私は考えています。

いじめられた際に、「みんなとうまく付き合えない自分がわるい」と考える子が少なからずいるものです。人付き合いを練習する時期である幼児期に、対人関係がうまくいかないのは「自分のせい」というような、自分を責める思考に陥らせたくありません。

もうひとつ、これは現代の大人を見ていて思うことなのですが、「ストレスがかかったら気晴らしが必要」という考え方を、子どものうちに大々的に導入しないほうがいいということです。辛いことがあったら甘いお菓子、苦しいことがあったらテーマパーク、たいへんな目にあったからおもちゃを買う……など、なにかしらのストレスから回復するために、いつも特別な消費行動へつなげると、それが依存的な癖になっていく傾向があるのです（大人でも、ストレス発散のために、ドカ食いや買い物依存などになる人はいます）。

ネガティブな状態と特別なトリート（手当て）をセットにしてしまうと、だんだんと、小さなストレスでもトリートを必要としていくようになるようです。ストレスを感じたら、必ずいいことが起こるという条件付けは、いいわけがないですね。もちろん本当につらいことがあった時、「よし、じゃあ今日はパーっとやろう！」とやるのは問題ありません。気をつけなければならないのは、日常的に、ストレスには「必ず」トリートがあると刷り込んでしまうことです。

ここまでは、とくに昨今の子どもを取り巻くストレスについて、私が感じるところを書きました。ですが、ストレス耐性を上げるために最も重要なのは、睡眠・食事・運動の養生の3本柱を死守することです。物理的に体が健やかな状態であれば、ストレス耐性は最大になります。私の臨床経験のなかで、ストレスに負けず、淡々と粘り強く人生を乗り越えていける人というのは、親からの無条件の愛情に恵まれた人、やたらなトリート無しで、なんとか自力で乗り越えてきた人、規則正しい生活習慣を叩き込まれている人です。全部が揃っていれば無敵ですね。

／子どもの気になる様子／

気力がわいてこない

Before

能動的に動かない

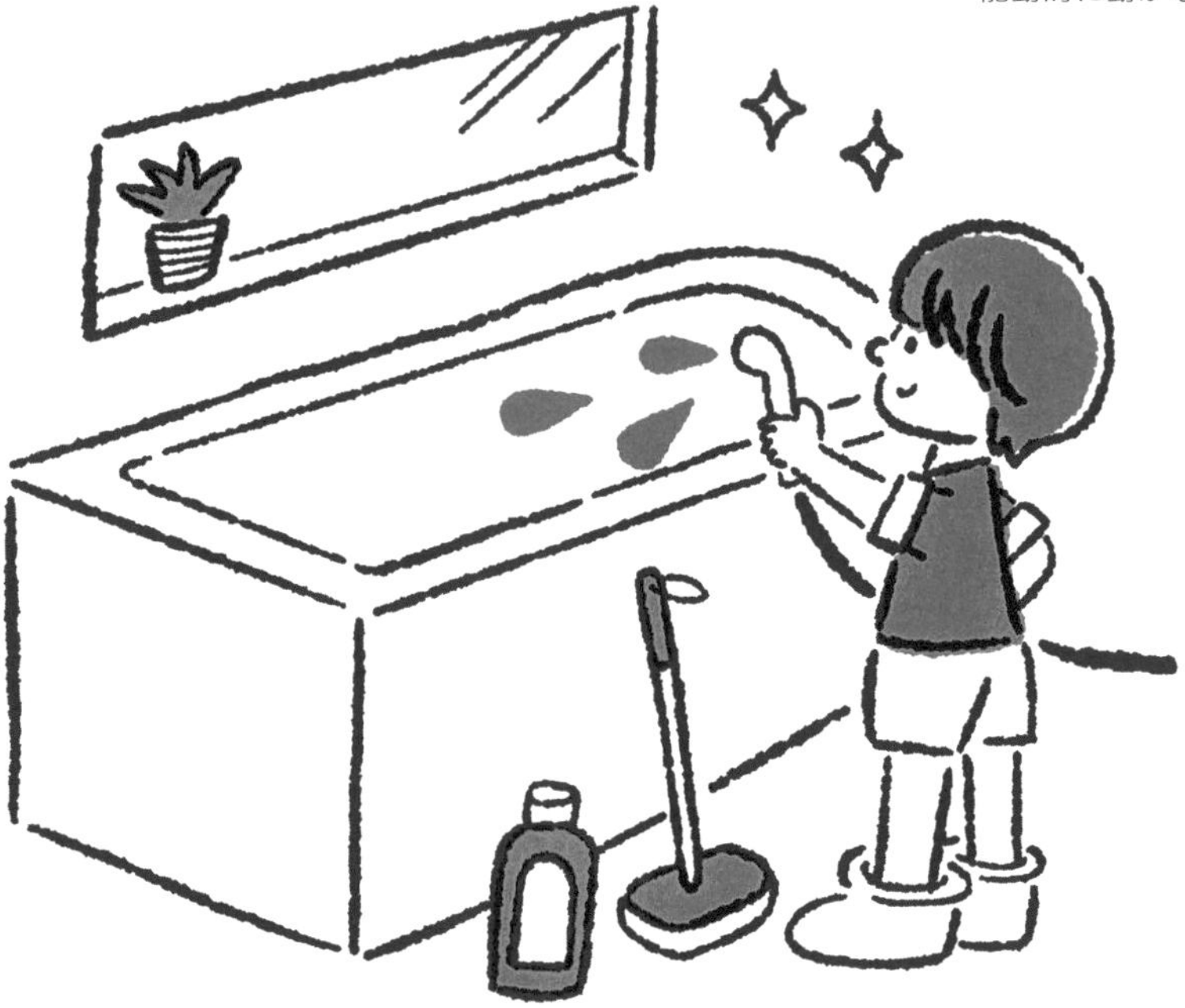

習慣
1

軽い動作をともなう、家事の手伝いをさせよう

After

自力でなにかを始める
もっと驚かせようと意欲的になる

気力がわいてこない

↓

実は「やる気」というのは、「体を動かさない限り起こらない」ということが脳科学的に証明されています。やる気があるから行動できるのではなくて、行動するから「やる気が出る」のです。つまり、内容はなんでも構わないから、体を動かすように仕向けることが、やる気を出させるための近道です。

とはいえ、「運動しよう！」と誘っても断られるか無視されるか……だったりします。そこで、わずかな身体動作がともなうお手伝いを頼んでみましょう。労働対価として、なにかご褒美やお小遣いを与えるなどをしてもいいと思います。

また、人の「やる気」や能動性は、「やれ」といわれてわいてくるものではありません。誰かに認められ、驚かれ、喜ばれるところから発生してきます。小さな子どもが、四六時中、「見て、見て」というのは、親にびっくりしてほしいから、親を驚かせるのが好きだからです。これは、子どもだけではなく、大人でも同様でしょう。

子どもが自分からなにかを始めたら、その様子をよく観察して、過程や成果に驚き、よろこびましょう。すると、子どもは「もっと驚かせたい」と、能動的に動き始めるようになっていくと思います。

↓

軽い動作をともなう、家事の手伝いをさせよう

／子どもの気になる様子／

集中力が続かない、集中がすぐに途切れてしまう

Before

じっと話を聞いていられない
遊びなどにすぐに飽きる
次々にいろいろなことに手をつける

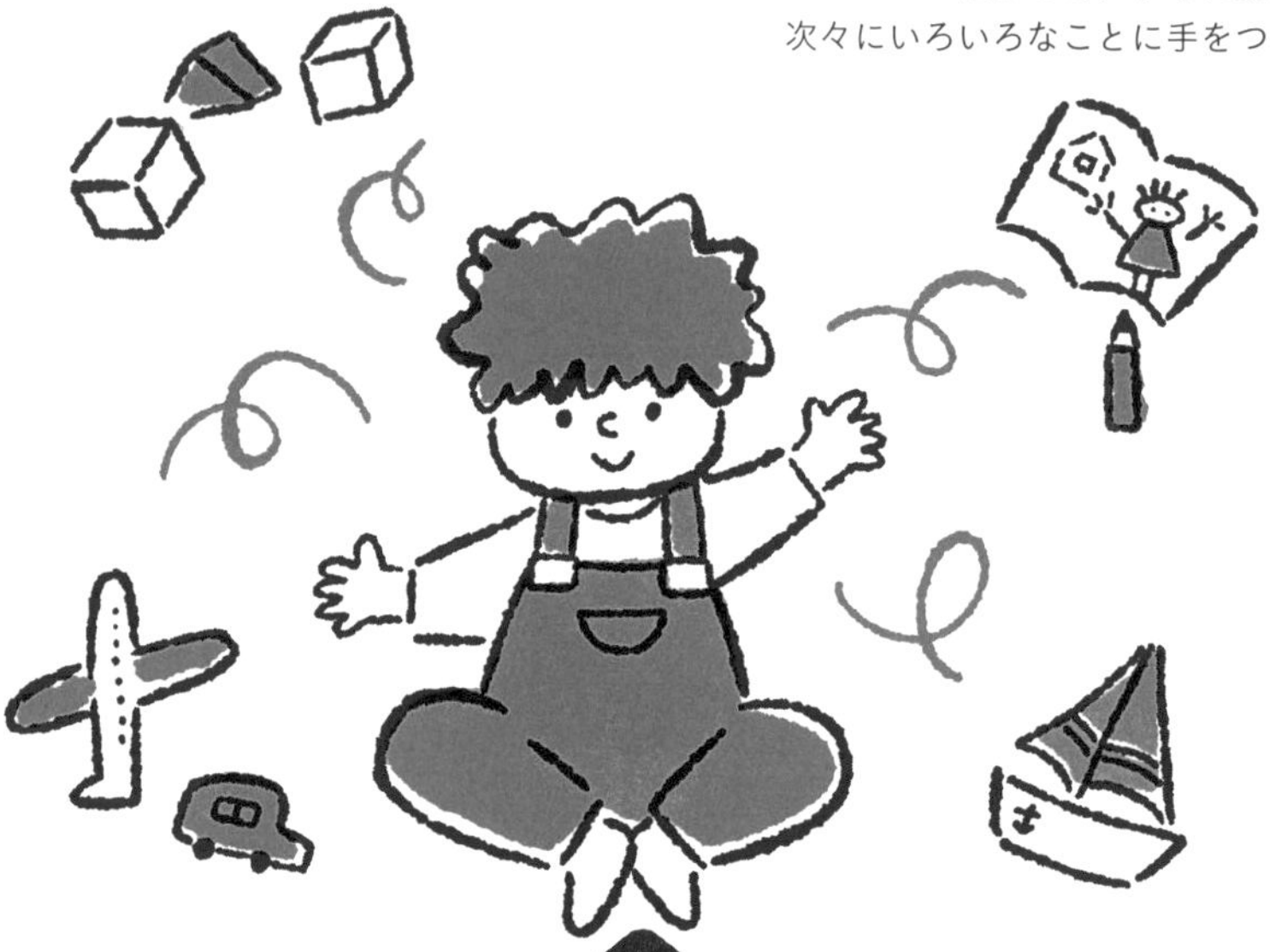

習慣
2

6歳なら7分集中できれば充分。夢中になれることが大事

After

子どもの様子を見て、親がイライラしなくなる

集中力が続かない、集中がすぐに途切れてしまう

子どもは、次から次へといろんな遊びに手をつけて、やりっぱなしにしたり、テレビを見ながら動画を見て、その上で本も読んでいる、なんてこともします。

そもそも、子どもの集中が継続する時間は、未就学児なら年齢＋1分ほど（3歳なら3〜4分、4歳なら4〜5分。5歳なら5〜6分、6歳なら6〜7分）。小学生で15分もつかどうか。中学生になっても、やはりきっちり集中できるのは15分程度といわれています（だから学校や塾の先生は、授業中も手をかえ品をかえ子どもの興味をひく話をしてメリハリをつけているのです）。

子どもの集中できる時間はたいへん短く、大人が思っているほど長時間集中できるわけがないのです（ちなみに大人でも集中力がもつのは90分、そのうち本当に集中できているのはせいぜい15分といわれています）。これを理解していないから、子どもの様子を見て、大人がイライラしてしまうのです。

だいたい、子どもは集中力が途切れることにストレスを感じていません。どうして長い間つまらない話を聞いていなければならないのか、なぜいろいろなことを並行してやってはいけないのか、わかりません。次々、いろんなことに関心が移っていって、大いに結構。そうしているうちに、「夢中になれること」が見つかったら、没頭します。

実は、私自身もそういう子どもでした。そしてどうなったかというと、次から次へいろいろなことに手をつけて並行処理しながら全部終わらせる人になりましたから、大丈夫ですよ。

6歳なら7分集中できれば充分。夢中になれることが大事

／子どもの気になる様子／

とりかかるまでに時間がかかる

Before

予定を先延ばしにする
とりかかるまでに時間がかかる

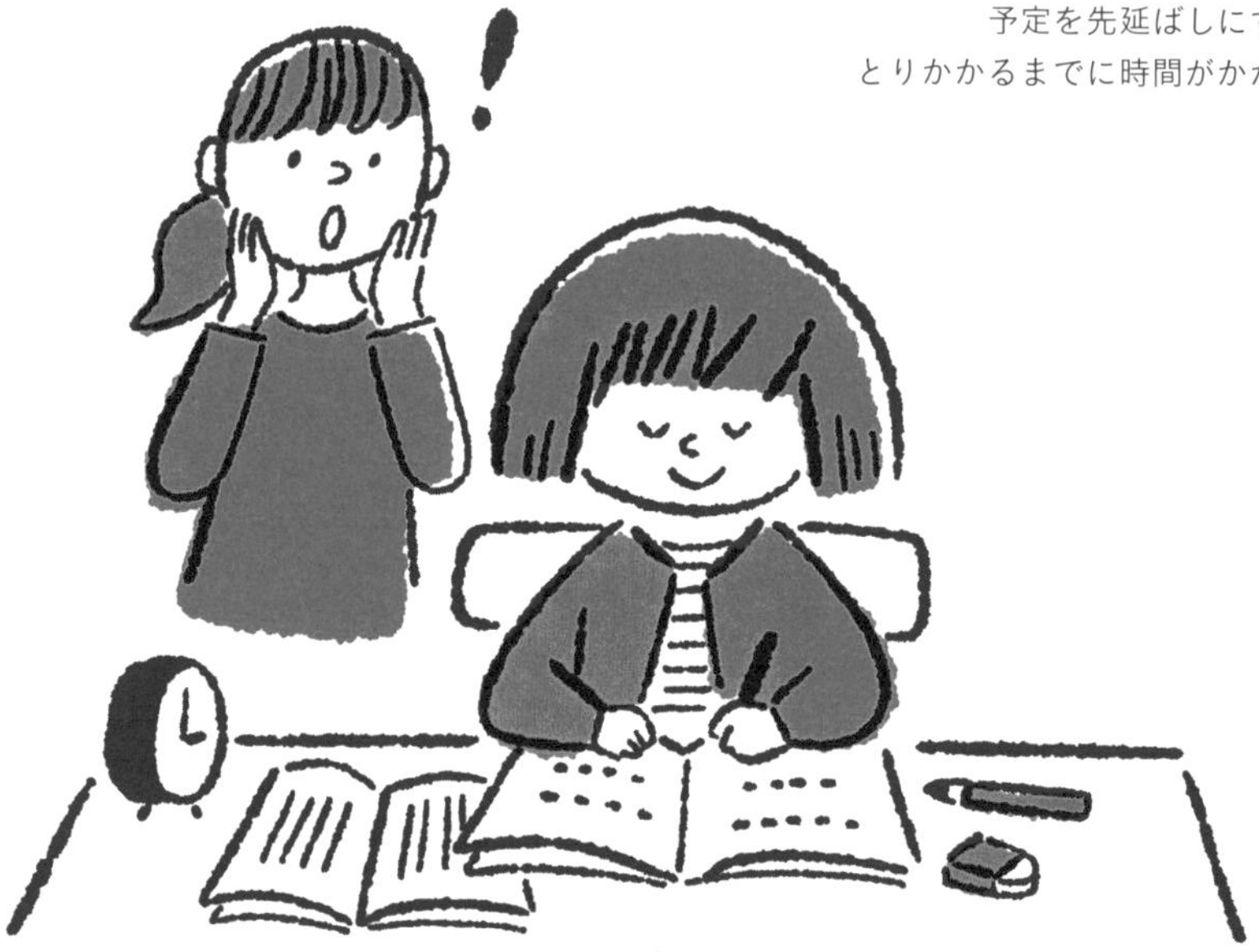

習慣
3

親が「驚く」と、子どもは自分で動き出す

After

集中するまでの時間が短縮する
能動的に行動できる

とりかかるまでに時間がかかる

子どもは、自分の好きなこと、やりたいことであれば、親がどれだけ止めたってやり始め、食事をそっちのけにしてでも集中して続けるものです。

それが、とりかかり始めるまで時間がかかるということは、対象にまったく興味がないということ。無理強いしたところで、集中しませんし、子どもがストレスを感じて、ますますその時間を嫌うかもしれません。

ではどうしたらいいのかというと、もし一瞬でも興味を持って自主的に作業を始めたり、集中して作業を続けたりしたら、すぐに驚いてよろこんで見せましょう。

「おお！　面白いことやってるんだね！」「こんなふうに考えたんだね！」「帰ってきてすぐ、宿題やったの!?」

どんな表現でもいいのですが、自分で始めたこと自体や、始めたことの面白さに驚いてみせるのです。

ただ、「驚く」というのは、その場をよく見ていないとできません。子どもの状態をよく観察することがどうしても必要です。

能動的に行動し始めるまでは、声かけが必要ですが、なかなか作業を始められなかったとしても、親がイライラして怒ったりするのはやめましょう。

それをしなかったらどうなるかは、子ども自身が自分で経験して実感しないとならないからです。命の危険が迫るようなことでもない限り、本人の意思ややる気が起こるまで、気長に待ちましょうね。

親が「驚く」と、子どもは自分で動き出す

／子どもの気になる様子／

不安が強い、
初めての場所に行きたがらない

Before

親から離れて行動したがらない
初めての場所や人が苦手

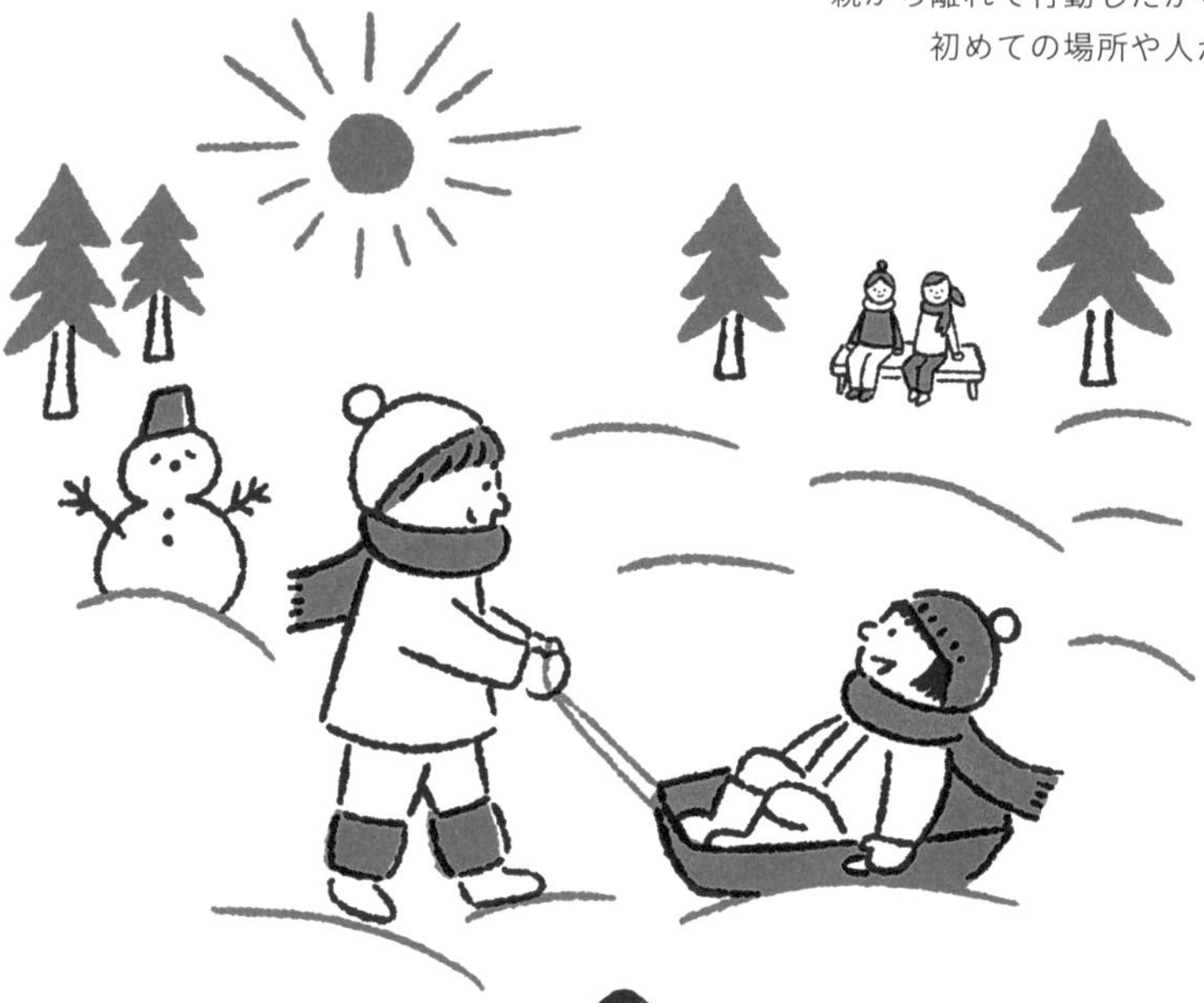

習慣
4

日光の下で、親と少し
離して遊ばせよう

After

だんだん、親から離れて行動できる
初めての場所にも自分から出かける

不安が強い、初めての場所に行きたがらない

知らない場所や知らない人、初めての経験を怖がるのは、生き物として当然のことです。日々、小さな経験や挑戦を繰り返すことで、その楽しさを知ったり、失敗に慣れたり、先々の予測ができるようになっていって、初めて、未知の経験への不安感が取り除かれていくのです。子どもが親と離れて過ごす時間や、子どもたちだけで遊びを楽しむ経験を少しずつ増やして、だんだんと自信をつけさせてあげましょう。

　また、日中にしっかり日光を浴びることで、セロトニンの分泌を促し、強い不安感がやわらぎます。

　不安が強いという特性は、発達に凸凹のある傾向の子どもにも、多く見られる特徴のひとつです。誰もいない部屋やトイレ、暗い場所を極端に怖がったりするほか、布団から手足が出るのを嫌がったりなど、その子に独特の恐怖を訴えることも多くあります。大人には理解しにくいことに不安を訴えたり怖がったりしますが、本人にとっては本当に怖いのです。決してその感覚を軽んじたりせず、しっかり話を聞いて、必要な対策をしてあげてください。

　たいていの場合は、就学期頃には改善します。決して一気に度胸をつけようと、母子分離のお泊まり会などの経験を強制しないほうがいいと思います。かえって不安が強くなったり、長引いたりします（私は年少で経験した幼稚園の宿泊会が恐怖で、翌年以降ずっと、夜遅くまで眠れず号泣して過ごしました）。

日光の下で、親と少し離して遊ばせよう

／子どもの気になる様子／

過集中、集中していると周囲の声が聞こえない

Before

作業を途中でやめられない
声をかけても返事をしない

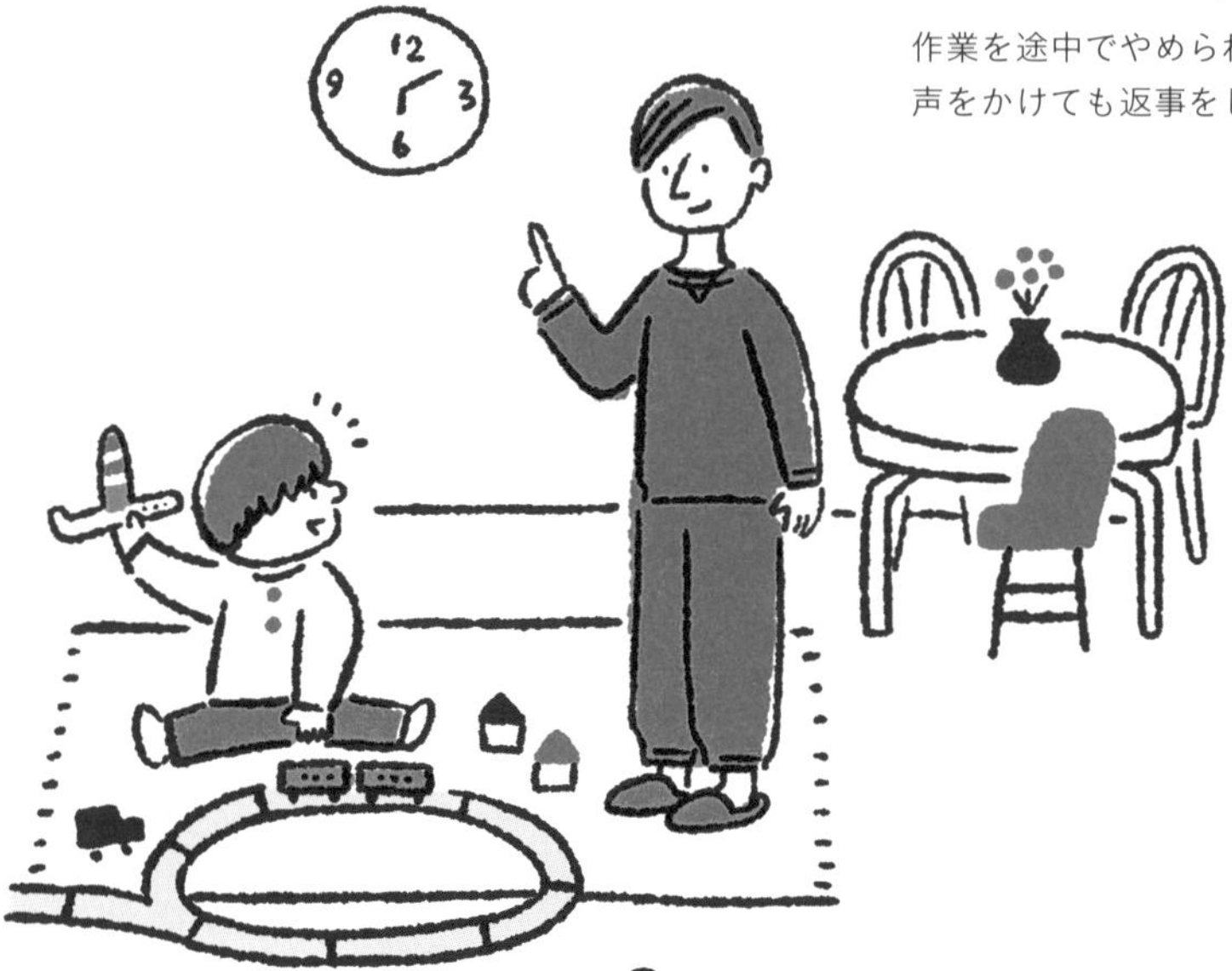

習慣
5

寝る時間、食べる時間だけは一定のリズムを守ろう

After

食事と睡眠の時間は守れる
コミュニケーションが円滑になる

過集中、集中していると周囲の声が聞こえない

　子どもが好きなことに熱中し、集中して没頭できるのは、素晴らしいことです。時間や状況が許すなら、とことんやらせてあげましょう。なにかを深く学んだり、興味を持って趣味や特技に取り組むことで、高いスキルや知識を獲得できるはずです。

　しかし、集中の度合いが過度になると、ほかの大切な約束を忘れてしまったり、外の環境に注意を払えなくなって事故につながる可能性もあります。

　たとえば、集中して本を読むと、周囲の音がまったく聞こえなくなって、火事の警報にさえ気づかなかったり、時間の感覚がなくなって約束の時間を過ぎてしまうのです。寝食を忘れて作業を続けた結果、過労や低血糖を起こして倒れてしまうこともあります。

　このような「過集中」の特性は、発達に凸凹のある子どもにもよく見られます。気に入ったことをとことんやり込むので、ある分野のスペシャリストになることも多いのです。

　まず、「寝ない」「食べない」では、体をこわして、好きなことを長く続けられないことを伝え、眠る時間、食べる時間を守らせましょう。また、「呼ばれたら返事をすること」「止められて怒り出したら継続させないこと」も約束させます。怒りで相手をコントロールするコミュニケーションを癖づけないためです。

　当然、親も約束を厳守し、ころころとルールを変えません。どうしても変更する場合は、子どもにきちんと謝り、代替案を申し出て、遂行しましょう。

寝る時間、食べる時間だけは一定のリズムを守ろう

／子どもの気になる様子／

気が休まらない、頑張りすぎてしまう

Before

寝つきがわるい
食いしばりがある
体が固まっている

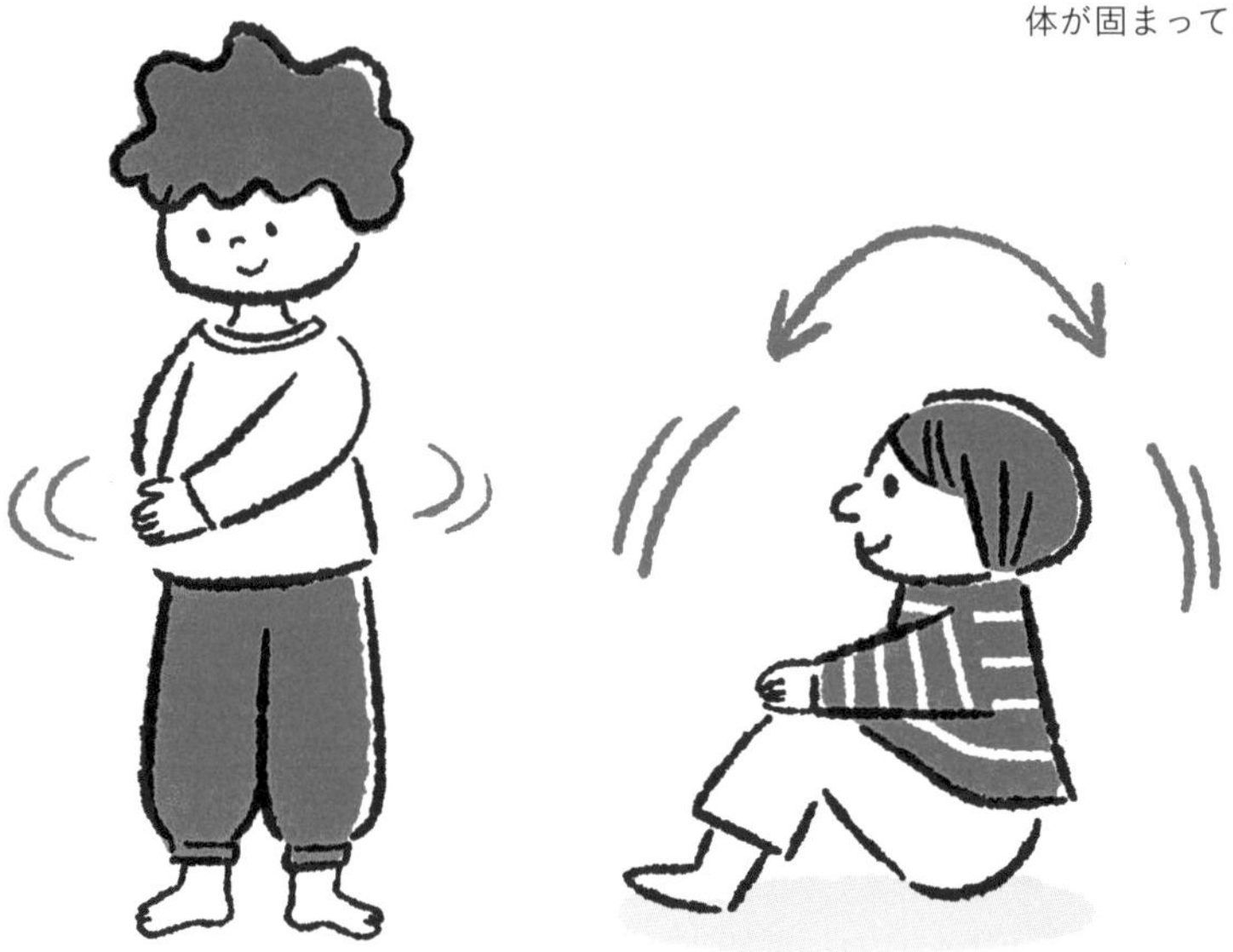

習慣 6

ゆらゆら運動で緊張をほぐそう

After

寝つきがよくなる
力が抜けて運動がラクになる

気が休まらない、頑張りすぎてしまう

緊張が解けないのは、大人にも多い症状のひとつです。ずっと体に力が入っていて抜けず、鉄板のように背中がこり固まっているのです。

これは、「頑張ることが一番いいこと」だと考えているような子どもに（大人にも）ありがちな状態です。まず毎日、なにかを詰め込んでやらせているような状況なら、なにもしなくていい隙間の時間ができるように、予定を減らします。子どもには、ぼーっとする権利があると思ってください。

運動で体の緊張を解くこともできます。腕をでんでん太鼓のように振ってゆらゆらと体に巻きつける運動、床の上で膝を抱え、ゆりかごのようにゆらゆらと転がる運動をやってみましょう。この運動は、力を入れて行うのではなく、重心移動だけで行います。少しずつ力を抜くことができるようになると思います。

夜、布団に入る前に、ヘアブラシで「身柱」をトントンと刺激したり、「失眠」にペットボトル温灸をすると（32頁）、リラックスして入眠できます。布団に入ったら、呼吸は、吐く息が吸う息よりも長くなるように意識してととのえてください。目を閉じて、ゆっくり10数える間に吐いて、3数える間に吸います。

緊張で体が固まっている子どもは、最初は5吐いて1吸うくらいの浅い呼吸しかできないかもしれません。少しずつ長く息を吐いて、深く息を吸いましょう。

ゆらゆら運動で緊張をほぐそう

／子どもの気になる様子／

イライラする、かんしゃくを起こす

Before

かんしゃくを起こす
物に当たる、泣き叫ぶ

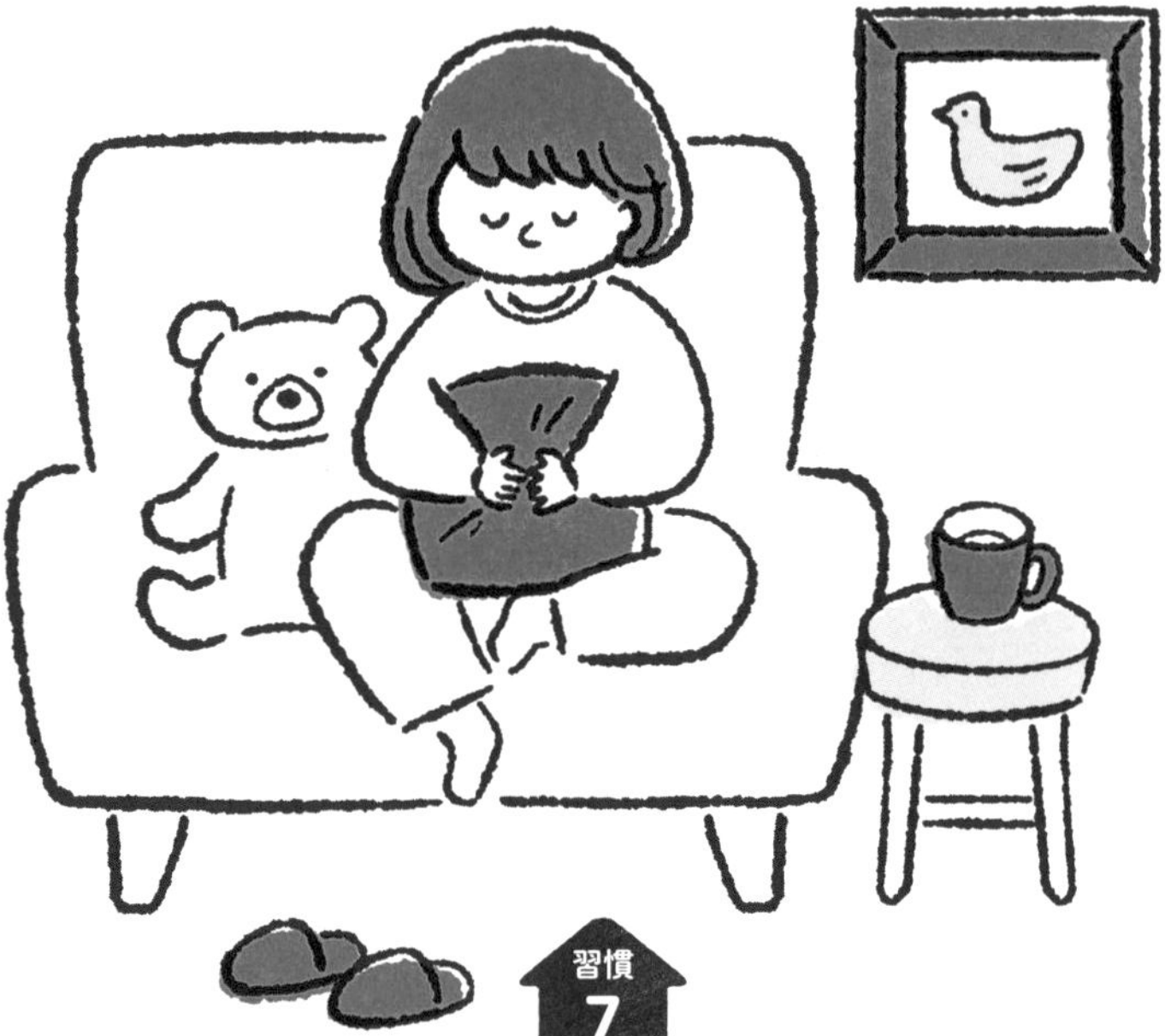

習慣
7

静かな部屋で ひとりで 呼吸をととのえよう

After

感情の起伏がなだらかになる
感情を自分で落ち着かせられる

イライラする、かんしゃくを起こす

↓

かんしゃくやイライラは、いわゆる「疳《かん》の虫《むし》」の症状の一環です。

鍼灸では一般的に「身柱《しんちゅう》」「百会《ひゃくえ》」への鍼や灸が使われます。寝る前などにヘアブラシでその周辺を2～3秒、軽くトントンと叩いてください。5歳くらいからは、子どもが自分自身ですることもできるようになりますから、やり方を教えてあげてください。また、日中でも、イライラしそうになったら自分でやってみるように教えてあげください。

「抑肝散《よくかんさん》」の服用もよく使われる方法です。日中の症状を抑えるため、朝・昼に服用します。

もうひとつ、かんしゃくが起きている子はできるだけひとりにしてやることが大切です。言葉をかけたり、体を抱いたりして、なんとかなだめようとしたくなるのですが、「落ち着くまで、ゆっくり呼吸をしながら、ひとりでいなさい」と離れてください。自分自身の力で、頭に血が昇っているのを落ち着かせるすべを習得することが大切です。

発達に凸凹傾向のある子どもの場合は、本項の「かんしゃく」に加え、「気が休まらない」(114頁)、「不安が強い」(110頁)性質を兼ね備えていることがあります。本人や家族に困り感が強く、生活に支障がある場合は、児童精神科医に相談することをおすすめします。早めに療育を受けることで、将来、安定して社会にアタッチできるようになります。

※漢方は、かかりつけ医、薬剤師または登録販売者に相談し、保護者の指導監督のもと服用させてください。

↓

静かな部屋でひとりで呼吸をととのえよう

／子どもの気になる様子／

溜まった疲れが抜けない

Before

睡眠時にうなされる
怖い夢を見る
夜中に目が覚める

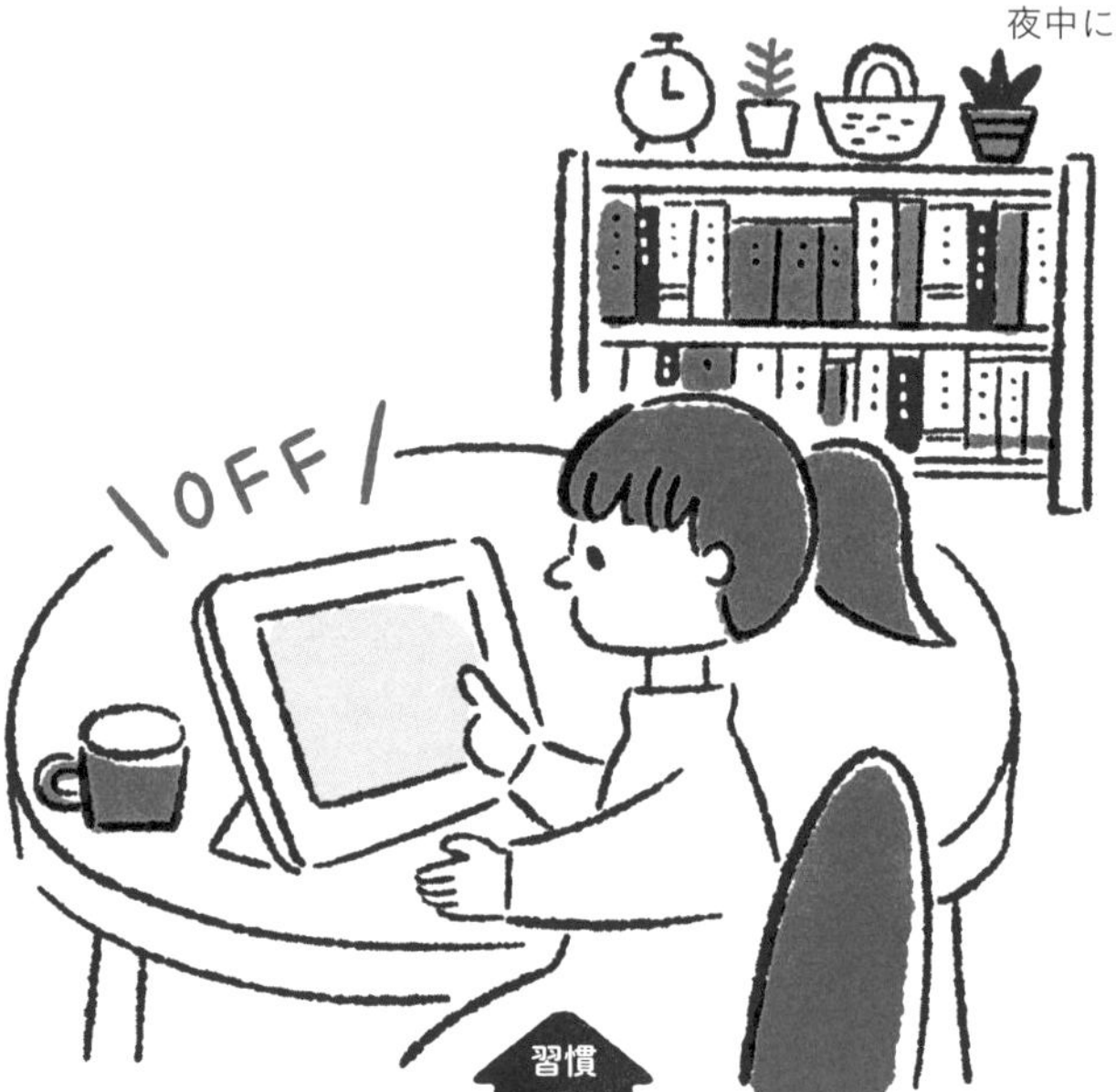

習慣
8

動画の視聴時間を減らして、睡眠の質を上げよう

After

ぐっすり眠れるようになる
体調のアップダウンが減る

溜まった疲れが抜けない

↓

溜まった疲れを取り除くために必要なのは、睡眠です。きちんと睡眠時間を確保しているのに疲れが残っているなら、睡眠の質が落ちている可能性があります。

たとえば夜中にうなされたり、おかしな夢を見るのは、東洋医学的には「肝気」が強いことを示しています。いわゆる「疳の虫」の症状です。

動画やゲームなど、目を使いすぎると「肝気」が上がり、交感神経が興奮した（感情が昂ってイライラしやすい）状態になりやすく、睡眠の質が低下するため、夜中にうなされやすくなります。デジタル機器の視聴時間を減らしましょう。また、運動をすると、頭に上った気が下がります。効果的なのは、下肢をよく動かすような簡単な運動を日中にすることです。疲れているのに運動を促すの？と思われるかもしれませんが、脳だけ疲れている時は体を動かしたほうがいいのです。

「身柱《しんちゅう》」は伝統的に小児の疳の虫の特効穴です。ヘアブラシでトントンと刺激します。あわせて、安眠のツボである「失眠《しつみん》」に「ペットボトル温灸」をすると、リラックスして入眠できます（180頁）。

服薬なら「抑肝散《かんよくさん》」「宇津救命丸《うずきゅうめいがん》」や「樋屋奇応丸《ひやきおうがん》」がおすすめです。寝る前に服用します。とても小さな薬なので幼児でも飲みやすいでしょう。

わが家の娘も夢見が悪いことが多く、そんな日の朝は眠たそうに起きてきて、なかなか出かける支度ができません。私自身も幼い頃に悩まされた症状で、体質が遺伝したのだと思います。

※漢方は、かかりつけ医、薬剤師または登録販売者に相談し、保護者の指導監督のもと服用させてください。

↓

動画の視聴時間を減らして、睡眠の質を上げよう

／子どもの気になる様子／

目を細める、目が疲れている

Before

目を細める
涙が出る、目が乾く

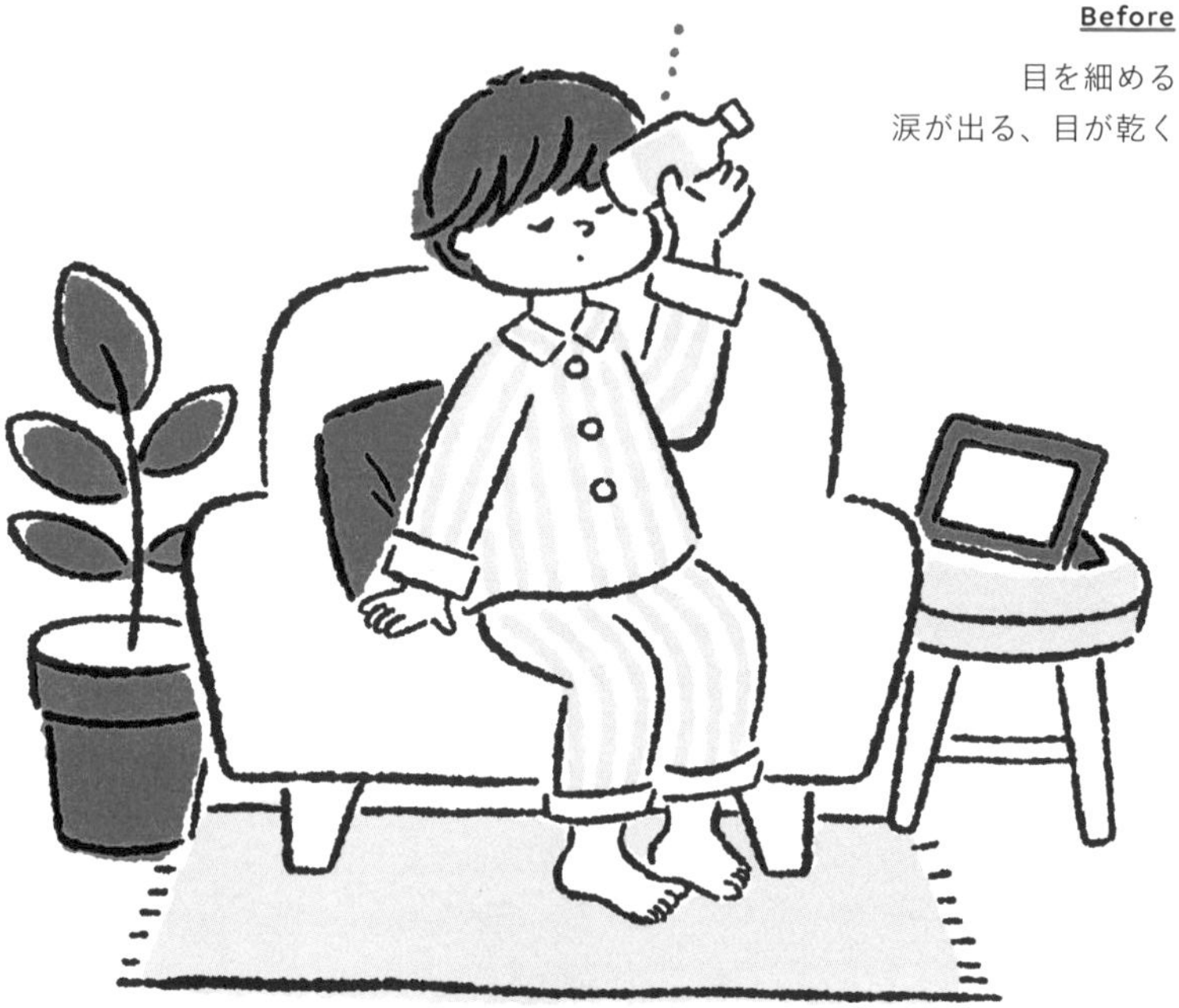

習慣
9

アイホールをペットボトル温灸で温めよう

After

目の疲れがやわらぐ

目を細める、目が疲れている

現代は、テレビ・ゲーム機・スマホ・タブレット・パソコンなど、目を酷使する電子端末が多くあります。それらの画面を凝視して興奮状態が続くと、まばたきの回数が減って、目が乾き、ドライアイになりやすく、近視のリスクも高まります。

　近視の原因は大きく2つ、遺伝と環境といわれています。両親が近視でない場合に比べ、両親とも近視の子どもは5倍、片方の親が近視なら2倍、リスクが高くなります。

　目と近い距離で作業しすぎたり（近業）、テレビゲームのやりすぎ、本の読みすぎなどの環境要因がどの程度近視の原因になるかはわかっていません。

　しかし、目が疲れるほどなにかを見続けることが目によいわけはありませんし、体のどの部分でも、使いすぎればこわれます。

　電子機器の視聴時間は、親がコントロールしてください。わが家では基本的に15分で画面がオフになるように設定して、目を使い続けないようにしています。

　子どもがしきりに目を細めるなど、気になる症状がある場合は、早めに眼科を受診してください。

「仮性近視（近くのものを見続けた後、近くのものは比較的よく見える反面、遠くのものがぼやける症状）」は、早期治療で改善することが多いものです。視力を把握して適切なメガネをかけることも大切です。

　目の疲れは、少しぬるめに作ったペットボトル温灸を眼窩にくまなく当てて、目の周辺の血流をよくすると、ラクになります。

アイホールをペットボトル温灸で温めよう

／子どもの気になる様子／

日曜の夜が憂鬱そう、学校に行きしぶる

Before

朝、起きられない
学校を休みたがる

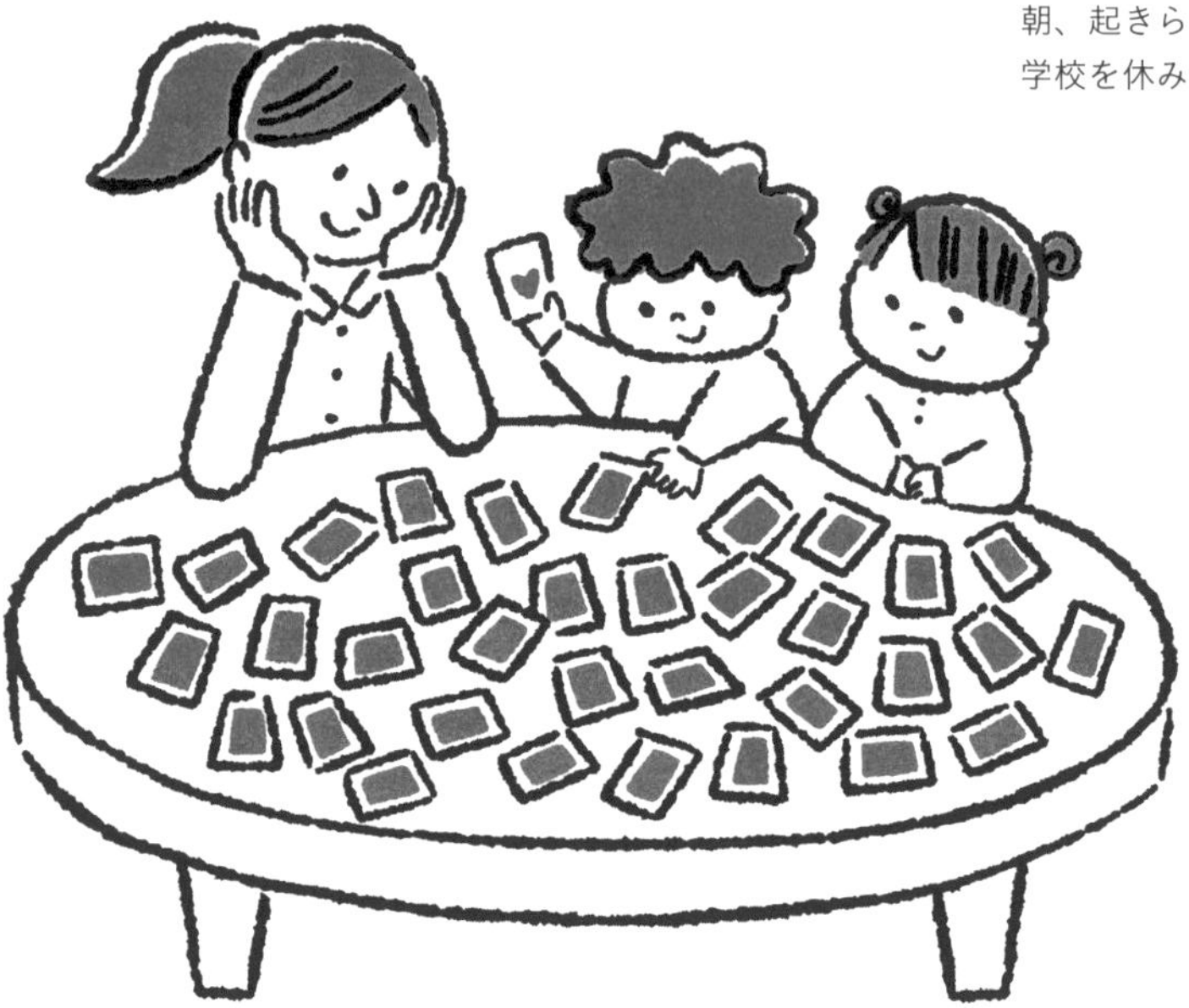

習慣
10

まずは朝起きて、親子で遊ぼう

After

朝、目が覚める
少しずつ外出できるようになる

日曜の夜が憂鬱そう、学校に行きしぶる

「休日が終わる頃、平日の始まりが憂鬱になる心情は、大人にだってよく理解できますよね。

　わが家の娘はある時、「日曜日が楽しすぎると月曜日がもっとつらいのよー」とゲンナリしていました。なるほど、休日が非日常化して充実しすぎると、平日との落差がつらいわけです。もし「気晴らしを」と、休日にやたらにイベントを詰め込んでいるのなら、それを見直したり、生活習慣だけは一定に保つなどして、休日と平日の落差を小さくするのも解決法のひとつです。

　学校に行きしぶることが続く場合、「休みたい」ということを頭ごなしに否定せず、子どもの体調や学校生活でトラブルを抱えていないかを確認します。時間をかけて観察しないと気づけないこともありますから、1カ月ほどは慎重に見守りましょう。子どもが安心して話し、学校に行きたいといえるまで、焦らずに気持ちを聞いてあげてください。

　もし人間関係や学習の課題などに大きな問題がないようなら、まず生活習慣をととのえてみましょう。

　朝6時半前には起こして、一緒にラジオ体操をします。体操を嫌がるようなら、一緒にアニメを観るのでも、ゲームをするのでも構いません。親子で楽しめる内容を考えてください。

　大切なのは、まず起床すること。早い時間に起きると、夜は早く眠くなりますから、早く寝るように誘導します。これの繰り返しで、睡眠と起床のリズムができ、自律神経がととのいます。

まずは朝起きて、親子で遊ぼう

人と距離を取るということ

「みんなと仲良くしましょう」「クラス全員が一つになって」など、子どもたちには、その場にいる全員とうまくやることを要求することが多いような気がします。大部分の大人にできないことを、なぜ子どもに要求するのか、私としてはたいへん疑問に思っています。

保育園・幼稚園・学校は、たまたま年齢が同じだった子どもたちが、たまたまその場に一緒に集められているだけで、家庭環境も発達過程も性格もジェンダーもバラバラの人間がごちゃっと入った集団です。一般の社会では年齢構成はバラバラになりますが、それ以外はやはり学校のクラスと似たようなものです。そんな社会で、「みんなと仲良く」できるなら、この世の中はこんなに生きにくくはないでしょう。

私はこの「みんな仲良く」という教育が、大人になってからの生きにくさを助長しているのではないかと思っています。みんなで仲良くしなければならないから、苦手な人ともうまくやらないとならないし、我慢して付き合わないとならない……と思い込んでしまうのではないでしょうか。

わが家の息子が保育園で経験した出来事です。ある日、お迎えに行くと、ある男の子と息子が別の場所に分けられて保育士さんと話し合いをしており、息子はグスグス泣いておりました。なにがあったのかと尋ねたら、トラブルがあって、話し合いをしていたところだとのこと。息子に話を聞くと「謝ったのに許してくれないんだ！　何回謝っても！」とボロボロ泣き出しました。

その時に私は、「謝っても、許してくれない人はたくさんいるよ。そういう場合は、距離を置くんだ。仲良くしなくていいから、関わらないようにするんだよ」と伝えました。

息子は、え？　という顔をして、「仲良くしなくていいの!?」とびっくりしたような顔をしました。「そういう人とは仲良くできるわけがないから、ごあいさつ程度はするけれど、積極的に遊んだりしなくていいんだよ」ときちんと伝えました。そうしたら、みんなと仲良くしなくていいのか……と、たいへん驚いた様子でした。

　それ以来、仲良くはできないけれど距離をとってうまくやる、という方法を身につけたようで、人付き合いで難しいことが起こると、そのようにして切り抜けてきているようです。娘にも同様に伝えてあり、娘は仲良しの子たちとよく遊びに出掛けていますが、それ以外の子とはほどほどにうまくやるようにしているようです。

　この考え方は、中国の古代からの考え方に「気の及ぶ範囲」として記されています。

　身内や肉親は自分の気が濃く及び、縁が強い人にはその次の強さで気が及び、縁のない人は気が及ばないので関係がないと考えられていたのです。自分を中心にした同心円状に気が及ぶようなイメージで、外側に近くなる程エネルギーが薄くなっていくイメージですね。

　この考え方が根底にあるので、見知った人ではない人は人間ではないとも考えうるので、中華系の人は傍若無人な振る舞いをしがちなのだと大学の儒教の授業で教わり、目から鱗が落ちる思いをしたのでした。

Chapter
5

気象病とあたためうるおしの10の養生

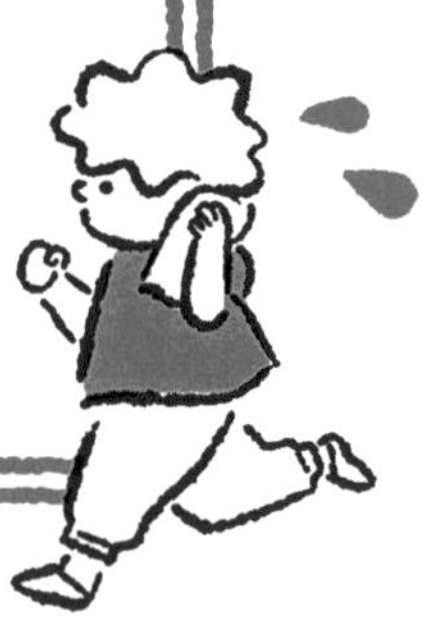

雨の日はなんとなく体がだるい、曇りの日に気分が落ち込むなど、お天気によって体調が変わった経験はないでしょうか？　成長段階にある子どもたちは、大人と比べて自律神経の調整能力も未発達であることから、急激な気象条件の変化によるストレスを受けやすくなります。お天気によって変わる子どものつらい症状をやわらげる養生習慣をご紹介します。

お天気に影響される自律神経のはなし

「気象病」または「天気痛」という言葉を聞いたことがあるでしょうか。

「気象病」とは、気圧、気温、湿度、日差し、風の強さなどの気象条件の変化に体が敏感に反応して発生する諸症状のことで、とくに痛みについては「天気痛」とよんでいます。

雨の日はなんとなく体がだるいとか、曇りの日には気分が沈む、晴れて空気が乾燥していると体が軽い……などと感じたことはありませんか？

気温が急激に下がってかぜをひいたり、夏の暑さに負けて夏バテしたり、熱中症寸前に陥ったこと、気圧変動によって頭痛やめまいを感じたり、台風で古傷が痛み出すという経験はないでしょうか？

こう考えると、それぞれの体質によって影響の強弱はあっても、お天気の影響をまったく受けたことがない人というのはいないでしょう。気象条件によって発生する症状はすべて、「気象病」と考えます。気づかないうちに、人の体調は大なり小なり、お天気に左右されているものなのです。

とくに成長段階にある子どもたちは、大人と比べて自律神経の調整能力も未発達であることから、急激な気象条件の変化によるストレスを受けやすくなります。私はよく「小さい水たまりは、すぐに凍るし、すぐに干上がる」という比喩を使うのですが、大人に比べて体が小さい子どもは、物理的に気象条件の変化に敏感に反応してしまうため、気象病を発症する頻度が高くなるのです。

私自身も小さな頃から、まったく眠れない夜がありました。大人になって「気象病」について知り、日々、気圧と体調のデータを取ってみると、私の睡眠異常が、気圧の急上昇や急下降にともなって起こることに気づいたのです。今では、気圧の急上昇によって過食や過眠傾向が、急下降によって不注意が多発することもわかりました。

どのような気象条件が、どんな症状を引き起こすのかは、人によってそれぞれです。大切なのは、本人につらい症状が現れるタイミングと、雨雲や低気圧の接近などの気象条件を照らし合わせて、把握することです。たとえば、頭痛時に記録をつけることができる「頭痛ーる」というアプリを活用すると、頭痛の発生しやすい気温・湿度・気圧・風速などの気象条件を自動分析して、「頭痛警戒アラート」が送られてきます。すると、症状の原因を特定したり、予防策がとれるようになります。

一見ランダムに発生するように見える子どもの不調は、「単なる気分の問題」「怠惰・不注意」などと軽く扱われたり、仮病と誤解されることがしばしば起こります。気象病は発熱などの客観的にわかりやすい症状がないことが多く、本人の自覚症状の訴えで発覚することから、周囲の無理解に苦しむことも少なくないのです。

わが家の場合は、私だけでなく夫、娘、息子が気象病を持っており（気象病の体質は親から子へ受け継がれるようです）、互いの症状を理解できます。しかし、誰か一人だけだったら、そのつらさを理解することは難しかったかもしれません。

気象条件と症状を記録することで原因が特定できれば、症状が「単なる気分」や「怠惰・不注意」ではないことがわかって、自己肯定できるようになりますし、対処がうまくできれば自己効力感を高めることもできるはずです。

大人でも子どもでも、お天気の影響を受けにくくするためにまず大切なのは、寝る・食う・動くの3本柱の養生習慣を見直し、自律神経をととのえることです。外界の環境に柔軟に反応して体を適応させるのが、自律神経の働きだからです。

　なかでもとくに重要なのは、何時に寝て何時に起きるかという、睡眠習慣です。朝は明るく、夜は暗い、という光の刺激によって、日中起きている時は交感神経が優位に、夜に眠っている間は副交感神経が優位に働いて、体内に概日リズムができます。この副交感神経と交感神経のスイッチがうまくいかないと、体内時計がくるって、朝起きられなかったり、日中にだるくてつらいなどの症状につながります。自律神経は、成長ホルモンをふくむさまざまな体内物質の分泌や、体液の調整も担っているため、気象条件によって自律神経の調節がうまくいかないと、むくみが発生したり、ひどい場合はめまいや吐き気、体の痛みという症状としてあらわれてくるのです。

「気象病」に関連する主な気象条件は、気圧、気温、湿度、日差し、風の強さなどですが、それぞれがどのように影響を及ぼしているのか、詳細なメカニズムはわかっていません。

　しかし、「気圧」については、内耳の前庭という場所に気圧センサーがあって、そのセンサーが過敏に反応する体質の場合、急激に気圧が変化すると前庭神経に興奮が起こり、結果として自律神経のバランスが大きく乱れることがわかっています。この時に、交感神経が優位になった場合はめまいや偏頭痛などが、副交感神経が優位になった場合には眠気やうつ症状などが起こります。

「気温」に関しては、日較差が7℃度以上あると、自律神経の失調につながることが知られていますし、気温が28℃以上になると熱中症の発生率が上がります。さらに「湿度」が高くなると、人間が不快と感じる環境が発生し、同時に気温も高ければ病原微生物が活性化し、食中毒の危険性が上がります。一方で、湿度が低くなると、皮膚のバリア機能が低下して、外界の刺激に弱くなり、痒みなどが発生します。

　東洋医学的に気象病の症状を軽減するために大切なのが、「津液《しんえき》」の調整といって、体の湿気をコントロールすることです。津液は、大雑把にいうなら、血液以外のすべての体液、骨髄液や唾液、リンパ液などです。津液のもとは飲食物で、皮膚や粘膜のうるおいを作り出すのも、汗や尿として排出されるのも津液です。津液が滞ると、「類は友を呼ぶ」といった様子で外界にある湿気を体の中に呼び込みやすくなります。これにより、梅雨時や台風時などにだるさや重さ、体の痛みが作られると考えられているのです。

　また、気圧の変動は、東洋医学では「風の邪」にあたると考えられています。お天気の変わり目で、急に気温が下がって、サーッと風が吹いてきて、そのあと突然の土砂降りに見舞われた経験はないでしょうか。天気が変わる時は、気圧、気温、気流も変化します。「風の邪」は、体の外側にある「寒さ・暑さ・湿気・乾燥」という「4つの邪」と手を組んで、人の防御力を突破して体内に入り込むとされます。体内に余分な津液が貯留していると、さらに体の外側にある「湿気」と「風の邪」が簡単に体内へ入り込むような手助けをし、体内で津液と「風の邪」が合わさって遊走し、頭痛やめまいなど、しつこい痛みが発生すると考えられているのです。

　大気の底に住む「深空生物」である私たちは、気圧の変化からどうやっても逃れられませんが、体内に湿気を溜め込むことは、生活習慣によって避けられます。甘いもの・脂っぽいもの・味の濃いもの・炭水化物・生魚・赤身の肉類の多食を避けることで、余分な津液の貯留を避けましょう。とくに湿気が多い時季、梅雨時や台風シーズンは、控えめにするといいでしょう。大人の場合はさらに、アルコールを控えるのも効果的です。

／子どもの気になる様子／

気圧変動で、片頭痛がする

Before

雨が降り出す前、頭痛が起こる
台風の前後、頭が痛い
天候に限らず、頭痛がある

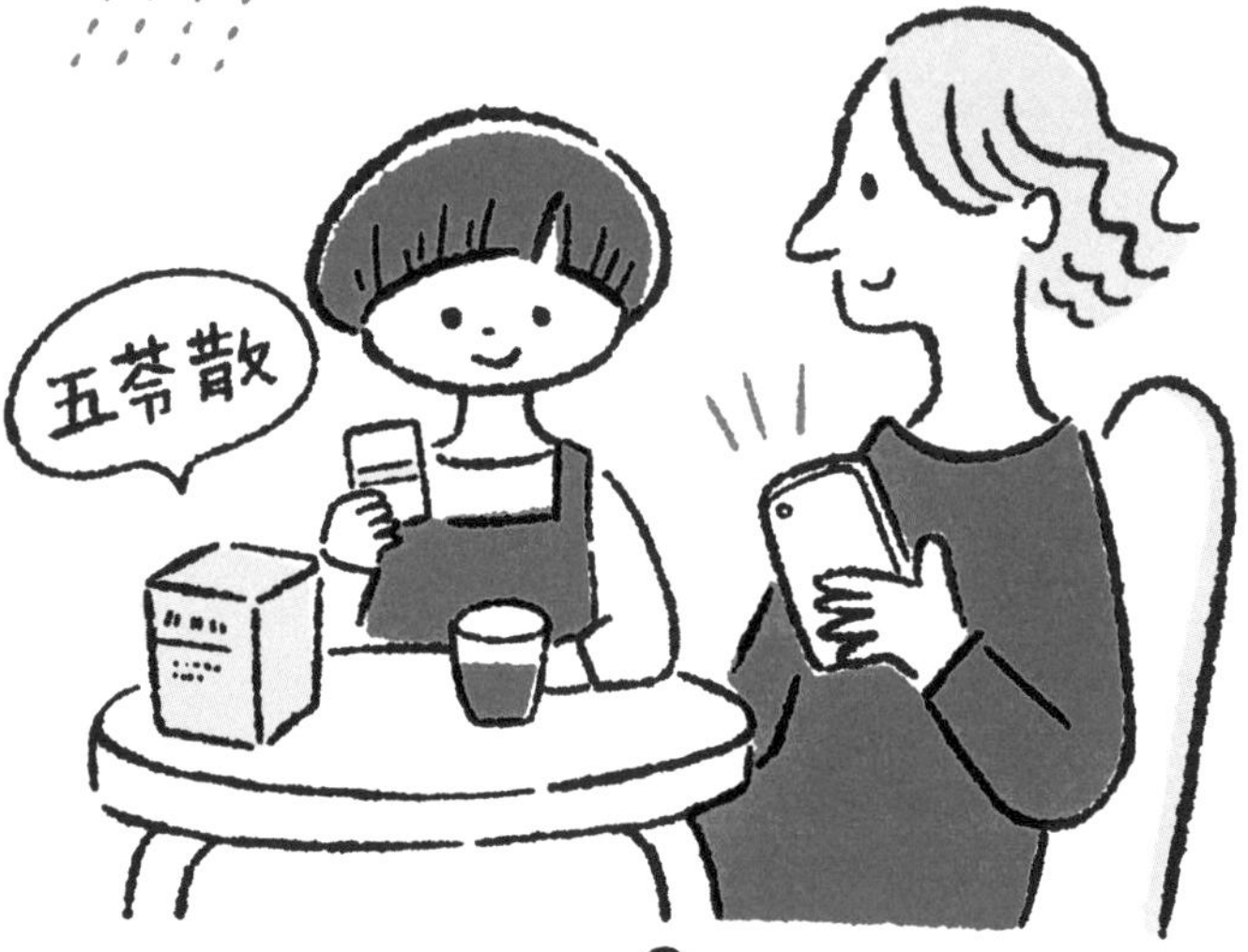

習慣
1

甘いものを控えて運動しよう。「五《ご》苓《れい》散《さん》」を服用しよう

After

片頭痛が減る
片頭痛の痛みが軽減する

気圧変動で、片頭痛がする

体内に津液が滞ると、「類は友を呼ぶ」といった様子で、外界にある湿気を体の中に呼び込みやすくなります（128頁）。まずは体内の湿気を減らすため、甘いものを多く摂取することをやめましょう。運動量が多ければ、甘いものの摂取による影響は小さくなります。しかし近頃の子どもは、体を動かして遊ぶ機会が減っているため、おやつ程度でむくみが増す傾向があるのです。日常的に適度な運動を心がけて代謝を上げることも、片頭痛の予防になります。

また、睡眠はとても重要です。未就学の幼児は夜9時前に、小学生でも夜10時を超えない時間に寝る習慣を徹底します。睡眠時間をきちんと確保するだけで、頭痛の発生は、かなり減ります。もちろん、大人でも同様です。親も子も、忙しい日々を過ごす現代、早く寝るのは簡単なことではないかもしれません。しかし、睡眠時間さえ確保できれば健康が守れるのだと確信して、習慣にしてください。

気圧の急落や急上昇の手前で、漢方の「五苓散《ごれいさん》」を服用したり、「完骨《かんこう》」「厲兌《れいだ》」に「ペットボトル温灸」（180頁）を行うのも効果的です。ただし、症状が出る前でないと、効果は十分発揮できません。「頭痛ーる」などのアプリを活用して、気圧変動の予報をチェックしましょう。体調の変化（少しクラクラする、目がチカチカする、あくびがたくさん出るなど）を観察するクセをつけ、そのサインを感じたら、すぐに漢方や「ペットボトル温灸」を試しましょう。

※漢方は、かかりつけ医、薬剤師または登録販売者に相談し、保護者の指導監督のもと服用させてください。

甘いものを控えて運動しよう。「五苓散」を服用しよう

／子どもの気になる様子／

どんより曇った日、気分が落ち込む

Before

気分が落ち込む
眠気がある

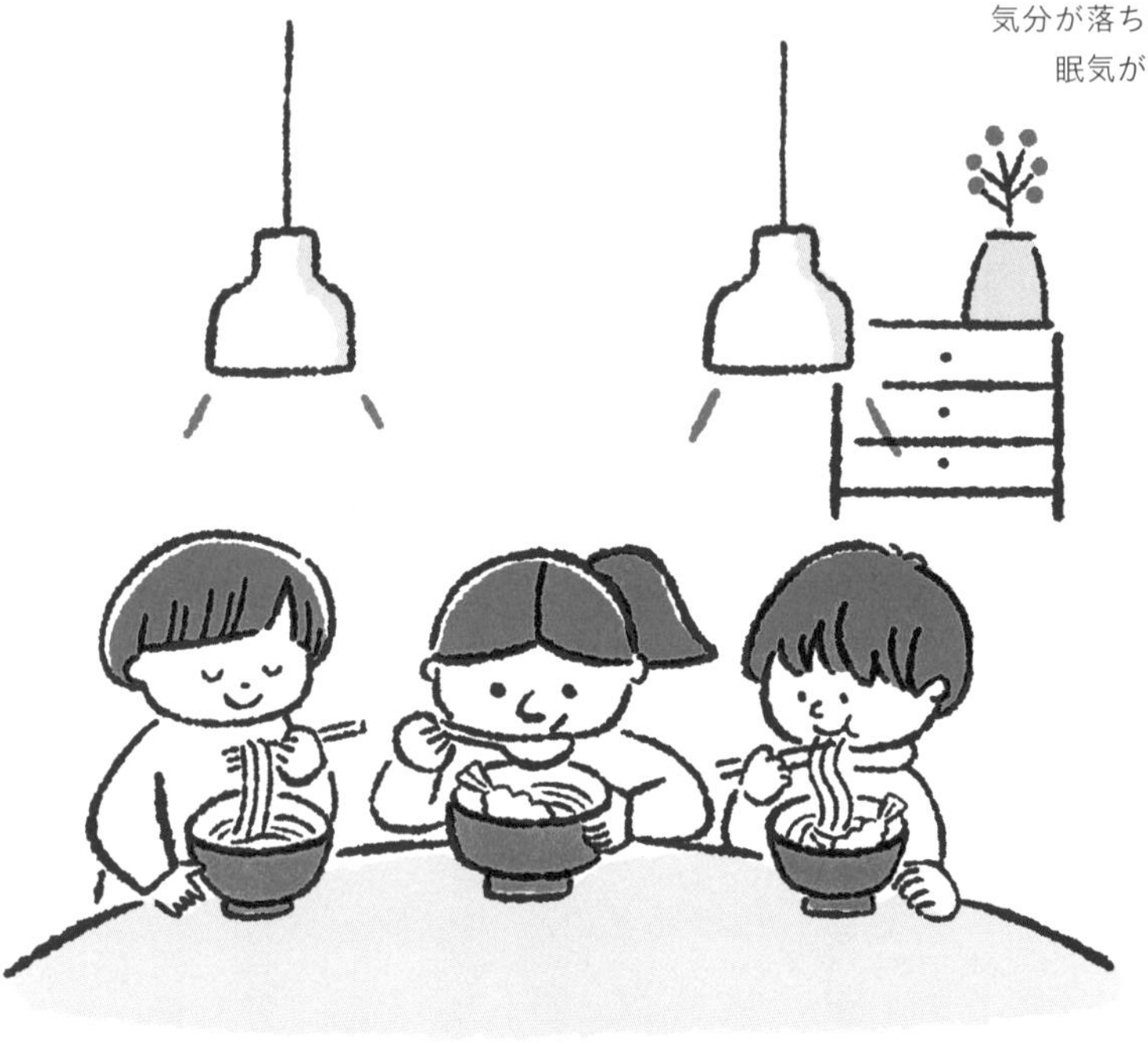

習慣
2

明るい部屋で、温かい汁ものを飲もう

After

気分の波が穏やかになる
起きて動き出せる

どんより曇った日、気分が落ち込む

「曇り」の日は、日照が少ない・降雨直前で気圧変動が起こる・湿気が高い・気温が低め……などの複数の条件が重なるため、気分が変調する直接の原因が特定されるにいたっていません。

最近では、季節性感情障害といって、日照時間が短くなる秋〜冬にうつ症状（冬季うつ）があらわれたり、梅雨の時季に不調が起きる例も知られてきました。とくに冬場は、太陽光を浴びる時間を意識的に増やすこと、曇り空でも日光は届くため、日中は屋外へ出て30分程過ごしましょう。

人工的な光でも一定の効果はあります。日中は室内の明かりをつけて過ごしましょう。曇って薄暗い朝は、子どもを起こす前に室内を明るくし、温かいスープを食べさせるのも効果的です。

わが家では毎朝うどんを食べています。スープ＋めん（炭水化物）＋野菜（ミネラル・食物繊維）＋鶏肉（タンパク質）でバランスよく栄養をとれ、ワンディッシュで洗いものも減らせます。同じスープでお粥にしてもいいし、パン＋スープ、ご飯＋みそ汁など、簡単な献立で十分です。

「ペットボトル温灸」を「身柱」に当て、背中のこりをほぐすと、気分も上向いてきます。回数は子どもが「あちっ！」と反射的に体を逃がしたら、その1回でＯＫ。なんともなければ数回行います。

明るい部屋で、温かい汁ものを飲もう

／子どもの気になる様子／

雨の日に怒りっぽくなる、人に当たる

Before

雨が降り出す前、イライラする
周囲に当たってしまう

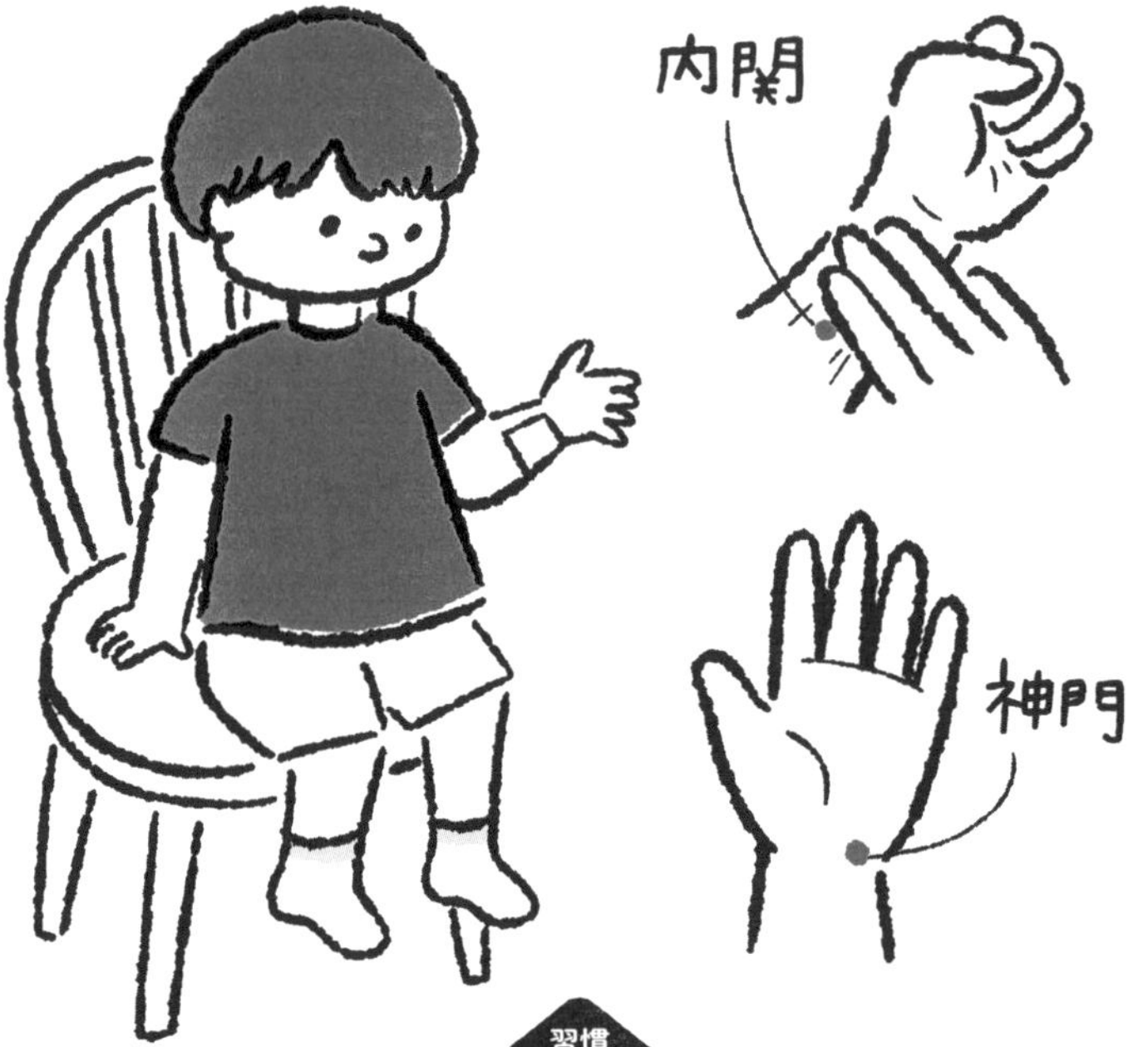

習慣
3

「内関《ないかん》」「神門《しんもん》」に ビーズテーピングをしよう

After

イライラが緩和する
自分で怒りを鎮められる

雨の日に怒りっぽくなる、人に当たる

実はイライラと怒りっぽくなったり、周囲に当たりやすくなるのは、典型的な気象病の形態です。気圧が低下すると、交感神経が優位になるのですが、これが人間の攻撃性を増す方向に働くのです。

　また発達に凸凹の傾向がある子どもはとくに気圧低下の影響を受け、不機嫌や怒りっぽさを増すことがあります。

　もし、気圧変動のたびにイライラしていて、子ども自身がそれに困っている様子なら、親も気圧と不調の関連をしっかり把握し、特定の症状が発生する条件を探し出すことが大切です。その条件は、たとえば「1015〜1018hpaまで、1時間程の時間で急降下する時」など、気圧帯の幅と速度が限定できることがほとんどです。子どもにとっての「イヤな気圧帯」が特定できさえすれば、直前に「五苓散《ごれいさん》」を服用して、症状を抑えることが可能です。

　ただ、「五苓散」は、症状が出る直前に服薬できれば効果が高いのですが、なかなかその時を捉えるのが難しいものです。

　そこでおすすめなのは、気圧変動が予測される日に、あらかじめ手首にある経穴の「内関《ないかん》」と「神門《しんもん》」にビーズテーピングをしておくことです(181頁)。「内関」「神門」は不安や緊張、イライラに効く経穴です。

　また、「身柱《しんちゅう》」へのペットボトル温灸は、イライラし始めた後からでも効きますので、ぜひ試してみてください。

　それらを試してみても、ぶつぶつ文句をいい続けたりするかもしれませんが、その位は大目にみてあげてくださいね。

※漢方は、かかりつけ医、薬剤師または登録販売者に相談し、保護者の指導監督のもと服用させてください。

「内関」「神門」にビーズテーピングをしよう

／子どもの気になる様子／

梅雨の頃、体がむくむ、だるくなる

Before

湿気が多い季節になると動きたがらなくなる
足首に靴下のゴムの跡がつく
足が臭い、口臭が強い

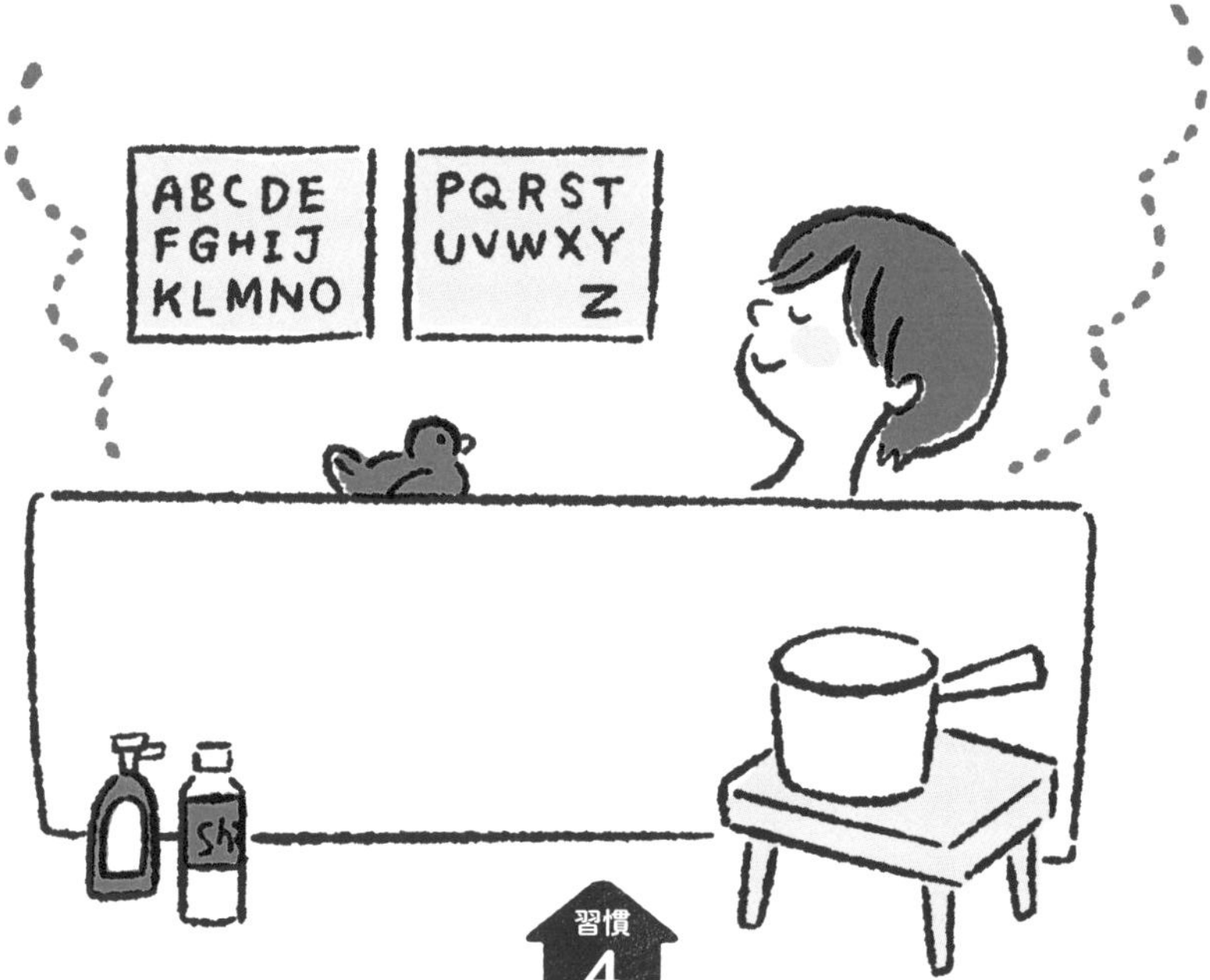

習慣
4

40℃前後のお風呂にしっかりつかろう

After

むくみが改善する
だるさがなくなる

梅雨の頃、体がむくむ、だるくなる

東洋医学でいうところの体内の湿気、「津液《しんえき》」が増えすぎている子どもは、とくに高温多湿の季節が苦手です。体の中が水で溢れ返っているのに、外気も多湿の環境で、さらにその湿気が体内に流れ込んでくるとなると、自分の体液で溺れたような状態になってしまうのです。こうなると、倦怠感が強くなり、だるくて仕方がなくなります。

水はけのいい体は、食習慣と運動で作ることができます。

まず、「子どもがこれなら食べてくれるから」といって、甘いもの、味の濃いもの、脂っこいものばかりを食卓に上げてはいけません。

東洋医学で「甘《かん》」「鹹《かん》」といわれる甘い味、塩辛い味は、体の中に水を引き込む作用があります。朝食に菓子パン＋オレンジジュースなんて、もってのほか。それはおやつで、食事ではありません。大人になってからの生活習慣病の元にもなります。

子どもたちが自分で、美味しいものを食べることを制限するのはたいへん難しいので、大人がしっかり食べるもののコントロールしてあげてください。

適度な運動で代謝を上げることも大切です。屋内でも体を動かす習慣をつけるようにしましょう。

湿気の多い時期は、お風呂につかるのを避ける人がいますが、しっかりつかって体の芯から温めるようにしましょう。お風呂につかると、体に水圧がかかるので、むくみが改善します。

40°C前後のお風呂にしっかりつかろう

／子どもの気になる様子／

手足が冷えてつらい、冷え性

Before

寒がり
あかぎれ、ひび割れ、しもやけになる

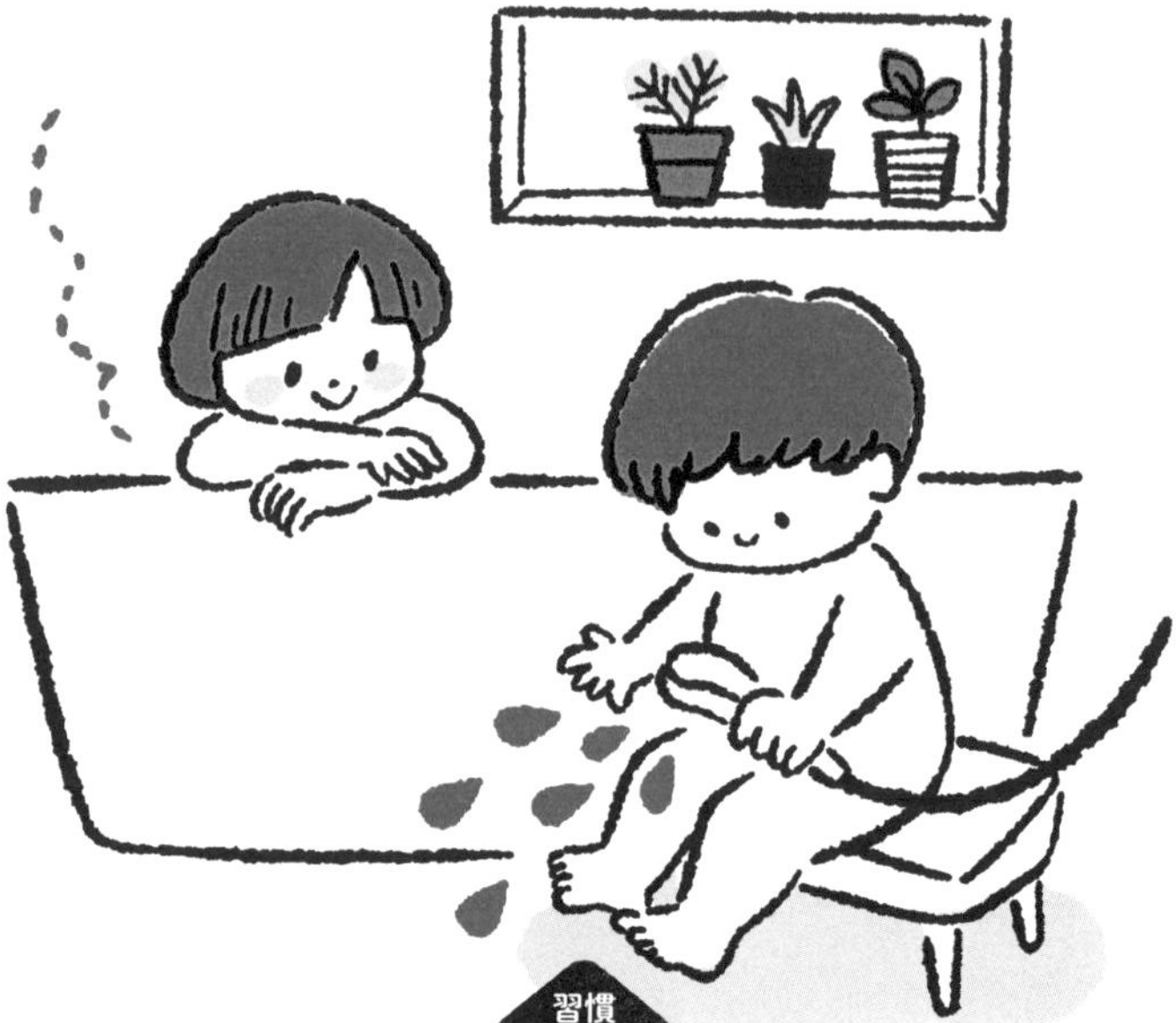

習慣
5

入浴の最後に冷たいシャワーを手足にかけよう

After

末梢の血液循環が改善する
夜寝る際の寒気が減る

手足が冷えてつらい、冷え性

「冷え性」は、筋力不足、運動不足と自律神経の不調（交感神経優位）の3つの原因によって起こる末梢の血液の循環不全で、冷えた箇所をただ温めるだけで治るものではありません。

血液は心臓のポンプだけでは全身に巡らず、筋肉の働きによって、手足の先まで循環します。ですから運動量を増やして、全身の筋肉量を増すことで、末梢の血液の循環が改善できます。

また、体温調節は自律神経が担っています。気温が下がると、体の熱を逃がさないように血管が収縮し、血流が減少して末端の体温を保ちます。逆に気温が上がると、体内に熱がこもらないように血管を拡張し、末端から熱を逃がします。しかし、自律神経の働きが低下して、交感神経と副交感神経のスイッチングがうまくできないと、血管の収縮・拡張の調節がうまくいかなくなります。また、ストレスなどで交感神経優位な状態が続くと、末梢血管が収縮し続けて血流が悪くなり、冷えを感じるのです。副交感神経を賦活する（活性化する）呼吸法もあわせて、試してみてください（84頁）。

自律神経をととのえるために効果的なのが、入浴の最後に、25℃以下の冷たいシャワーを手足にかけることです。入浴で温まって拡張した末梢血管を、冷水シャワーで冷やすことで、血管の収縮を促します。毎日繰り返せば、自律神経と毛細血管のトレーニングになり、冷え性が改善できます。「お風呂の後でも、すぐ手足が冷える」という子は、毛細血管が開きっぱなしで、体温がどんどん逃げてしまっているのです。

入浴の最後に冷たいシャワーを手足にかけよう

／子どもの気になる様子／

耳鳴りやめまいがする

Before

「耳がぴーんとする」という
「ぐらぐら・ふわふわする」という

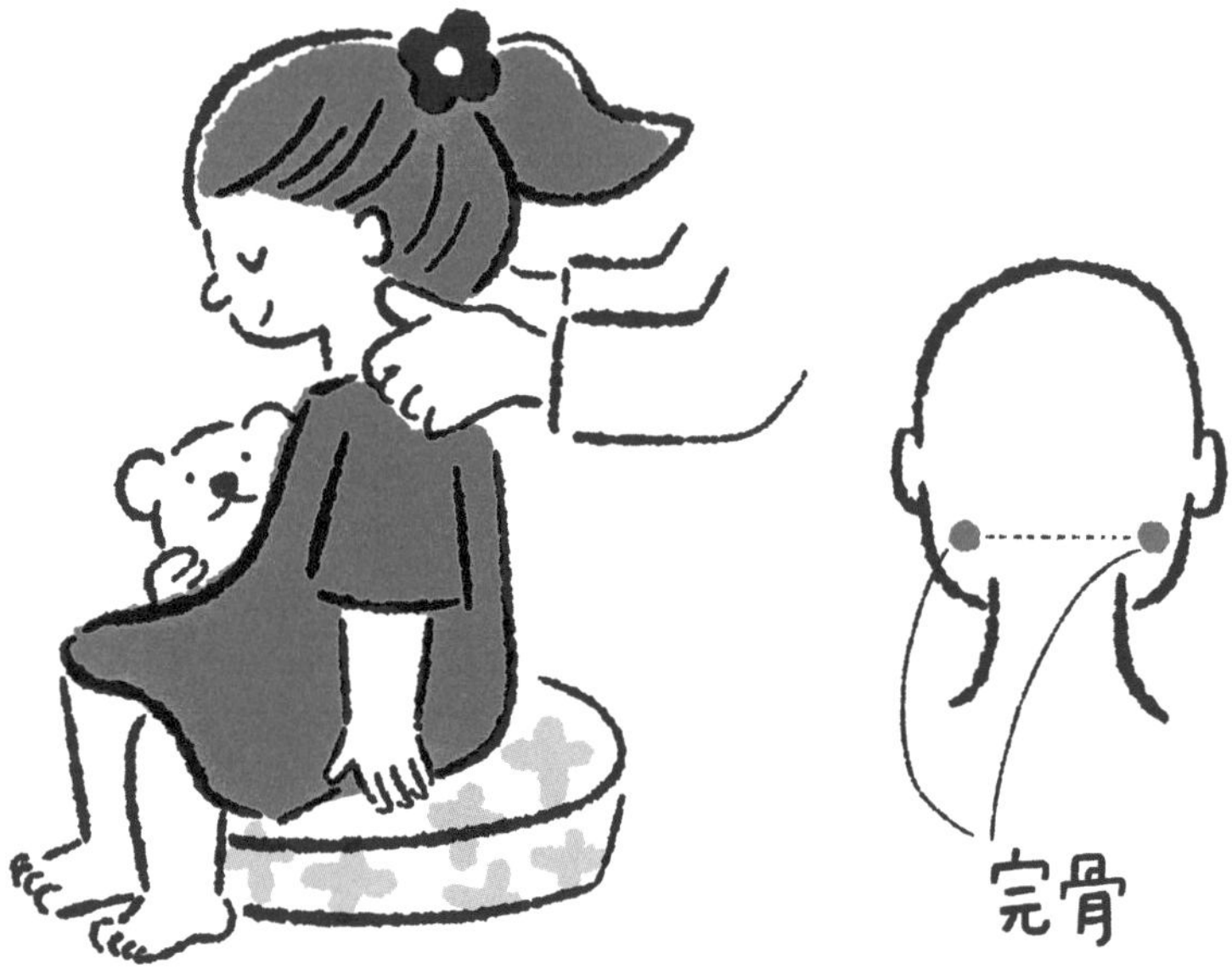

習慣
6

「完骨《かんこつ》」や耳の周りをマッサージしよう

After

耳鳴りやめまいがやわらぐ
耳鳴りやめまいの頻度が減る

耳鳴りやめまいがする

一時的で長時間継続しない耳鳴りやめまいは、気圧の急上昇・急降下にともなって起こる典型的な気象病です。

気圧変動の直前に「五苓散《ごれいさん》」を服用すること、「内関《ないかん》」「神門《しんもん》」にビーズテープを置くこと（181頁）のほか、「完骨《かんこつ》」を親指で軽く押したり、耳の周りを揉んだり、耳たぶを引っ張ったりすることや、「完骨」へのペットボトル温灸も効果があります。「完骨」は、耳の後ろ側の出っ張っている骨の先端付近にあるくぼみです。

耳の周りの血流を活発にすることで、内耳の血流が改善でき、それによって耳鳴りやめまいの症状を軽減することができるのです。

頭がぐらぐらしたり、ふわふわしたりしない耳鳴りは、病的なものではなくて、実は常に鳴っているものであったりします。とても静かな部屋にいると、耳の中で音がするのを大人でも聴くことができると思います。

私は子どもの頃に「この音はなに？」と親に質問したことがあります。これを敏感に聴いて耳鳴りとして認識している子もいるので、もしそうだったら「普通なので気にしないでね」と伝えてあげてください。人間の体の中は、実は驚くほど騒々しいものなのです。大人になると、脳が「聞こえないもの」として処理しますが、子どもたちにとってはそうではないこともあるのです。

※漢方は、かかりつけ医、薬剤師または登録販売者に相談し、保護者の指導監督のもと服用させてください。

「完骨」や耳の周りをマッサージしよう

／子どもの気になる様子／

皮膚にかゆみ、湿疹が出る

Before

湿気や乾燥に対してかゆみが出る
湿気が多いと湿疹が発生しやすい
頭皮がベタベタする

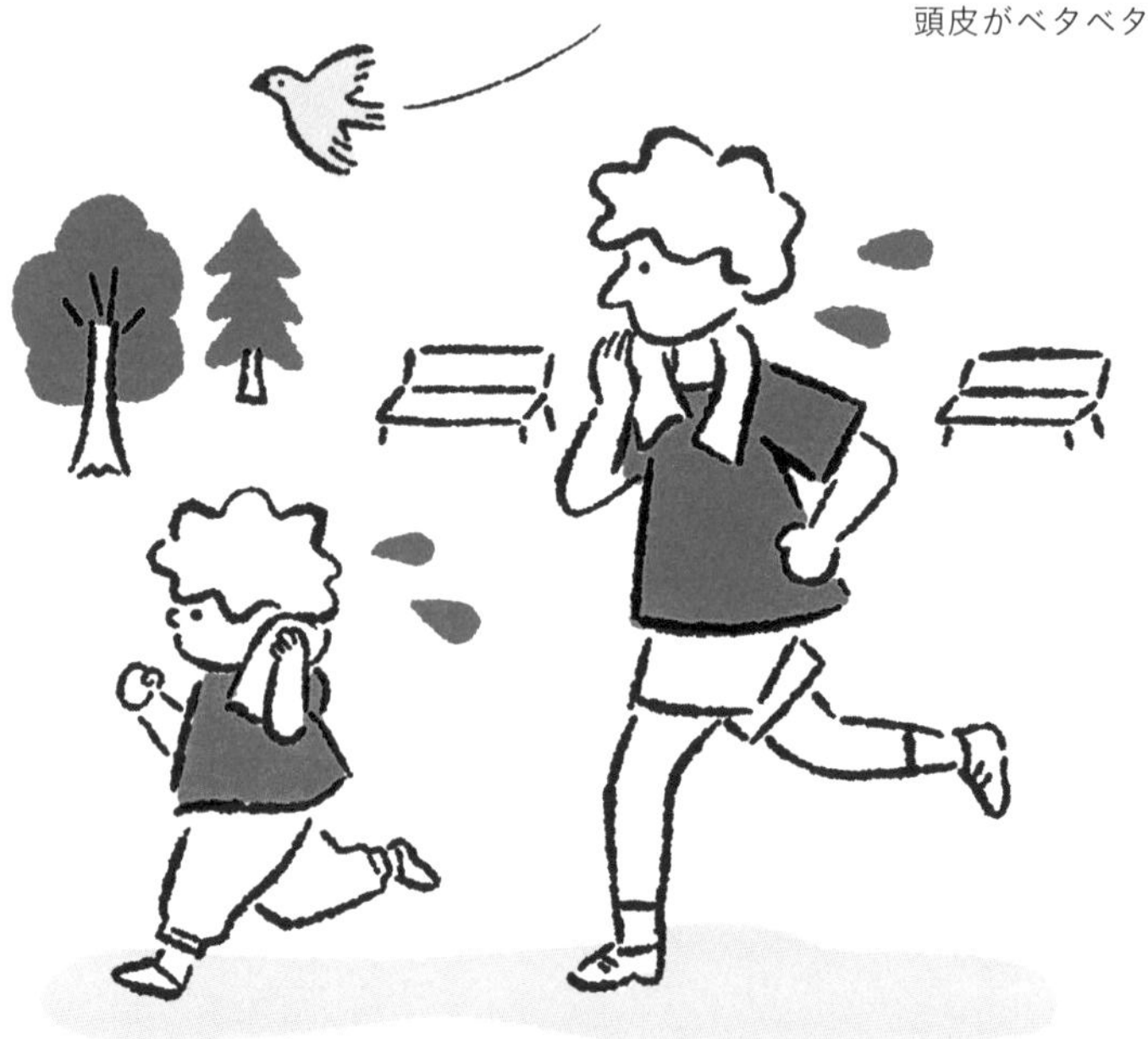

習慣
7

運動で発汗して皮膚を健康に保とう

After

かゆみの発生率が減る
悪化しにくくなる

皮膚にかゆみ、湿疹が出る

子どもの皮膚は、大人に比べてたいへん薄く、バリア機能も弱いため、外部刺激に敏感です。とくに空気が乾燥する季節になると、皮膚がかさついたり白く粉が吹いたり、かゆみや湿疹が生じます。また、湿度が高い季節にも、かゆみや湿疹、あせもやかぶれが生じます。

乾燥の季節には、入浴後5分以内に保湿剤で保湿しましょう。この数分を逃さないことで、保湿効果がまったく違ってきます。わが家では脱衣所に高純度ワセリンを置いて、体をタオルで拭いたら、すぐにささっと塗ってのばしています。さらに皮膚の乾燥がひどい場合は、ヘパリン類似物質入りのローションをあわせて塗布するといいでしょう。

湿度の高い季節には、甘いもの、脂っこいもの、味の濃いものを控えることで、体内に湿気を呼び込まないようにします。また、汗をかいたら放置せず、こまめに拭き取ったり洗い流したりしましょう。湿疹には「治《ち》頭《ず》瘡《そう》一方《いっぽう》」という漢方が適応することもあります。皮膚科や漢方薬局で相談してみてください。

皮膚を健やかに保ち、皮膚のうるおいを調節できるようになるためには、日常的に発汗をする習慣をしっかりつけることが大切です。運動で発汗し、血流がよくなれば、皮膚の新陳代謝も高まります。

かゆみをともなう皮膚トラブルで困るのは、無意識にかいて炎症が悪化することや、その炎症がさらにかゆみを引き起こして悪循環に陥ること。できるだけ初期段階で、対策をしてあげてください。

※漢方は、かかりつけ医、薬剤師または登録販売者に相談し、保護者の指導監督のもと服用させてください。

運動で発汗して皮膚を健康に保とう

／子どもの気になる様子／

目やにが多い、鼻水が出る

Before

目頭に目やにが固まっている
鼻水がいつも出ている

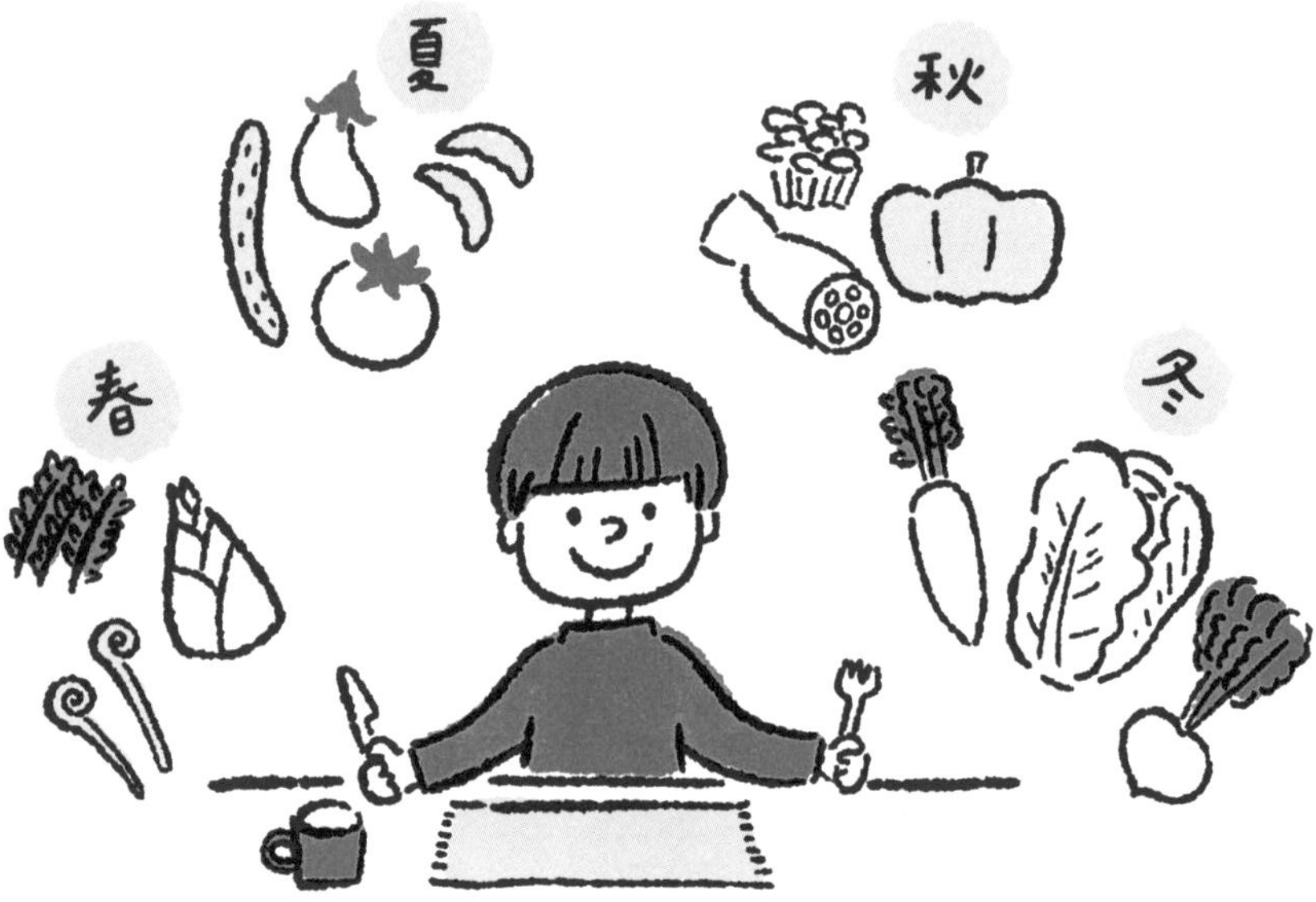

習慣
8

砂糖や果糖を控えよう

After

目やにが減る
鼻水の量が減る、止まる

目やにが多い、鼻水が出る

アレルギー症状が、砂糖や果糖の過剰摂取で悪化することは、臨床上よく知られていることです。どういうわけか、甘いものが体内の炎症を引き起こしたり、ネバネバした分泌物を増やすようで、これによって、アレルギーでなくても目やにや鼻水が増えることがあるのです。

体内の「湿気」が関連している症状は、基本的に「甘いもの、脂っこいもの、味の濃いものを控える」ことで、ほとんど解消してきます（132、138頁）。子どもの好きな食べものばかりですが、大人になってからの成人病予防の観点からも、子どものうちに食習慣を正しておくことが大切だと思います。

また、季節外れの果物を食べ続けることをやめると、目やにや鼻水が改善できるかもしれません。私の患者さんで、一年中バナナを食べているというお子さんにそれをやめてもらったところ、症状が改善したことがありました。詳しいメカニズムはわかりませんが、もし心当たりがあるようなら、やめてみてはいかがでしょうか（東洋医学には「天人合一思想」という考え方があり、「天の気」と「体内の気」を一致させるという観点で、季節外れの食べ物は体のバランスを崩すと考えられています）。野菜類の摂取を増やそうと、冬なのにトマトやきゅうりのサラダをとって、むくみを増やしてしまう人がいます。冬場に夏野菜は逆効果。旬の野菜に限ります。

砂糖や果糖を控えよう

／子どもの気になる様子／

のぼせる、ほてる

Before

顔が真っ赤になるが汗は出ない
目を酷使すると発熱する

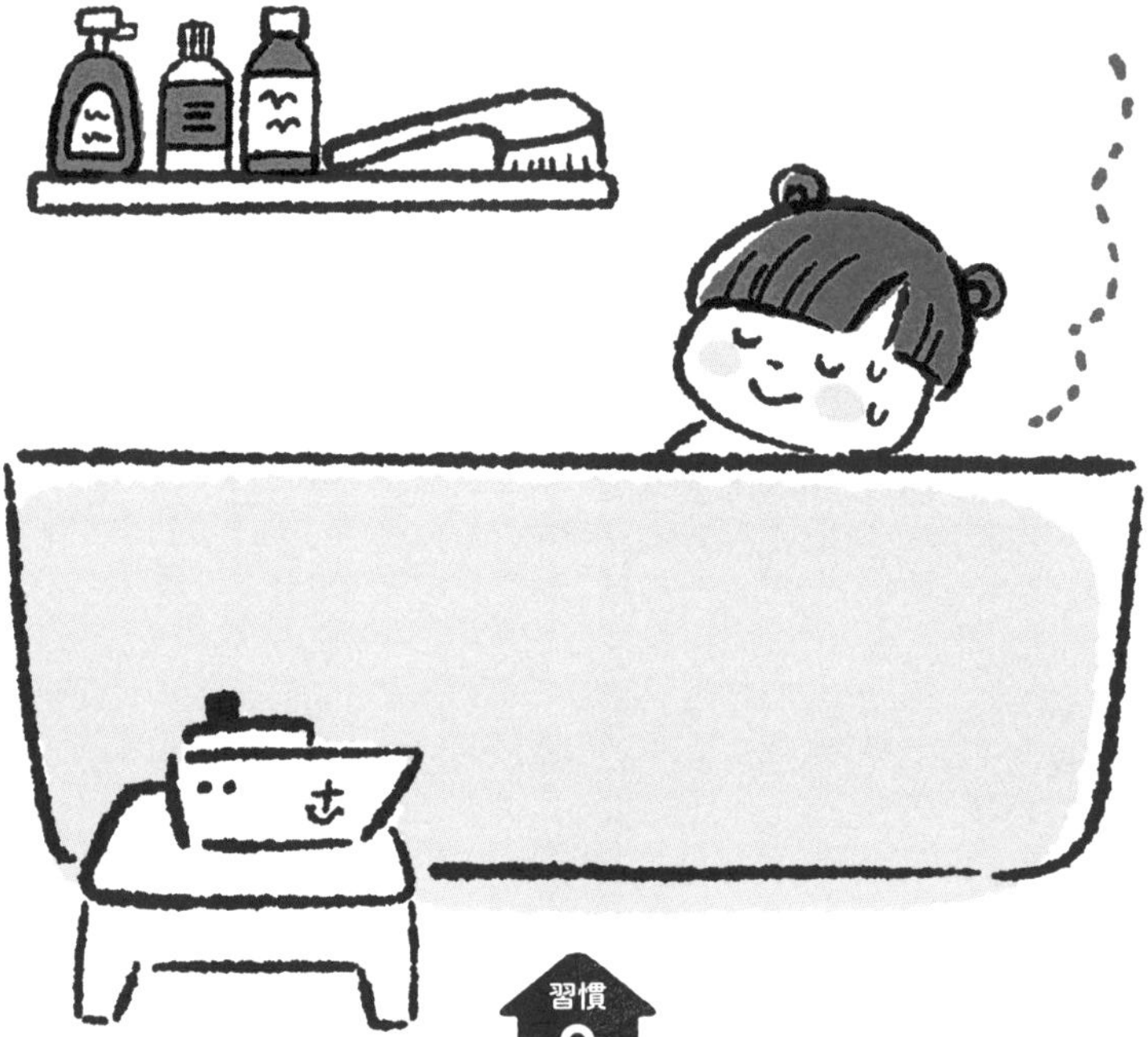

習慣
9

運動とお風呂で、汗をかく練習をしよう

After

発汗できるようになる
のぼせやほてりが減る

のぼせる、ほてる

実は、のぼせや、ほてりなどの症状は、わが家の息子が持っている症状です。発達に凸凹の傾向がある子どもは、自律神経のバランスが崩れやすいらしく、発汗によって体温を調節する力も弱いため、のぼせやすいのです。

　未就学児の頃は、急に顔が真っ赤になってしまったり、寝ている間に急激に体温が上がったり下がったりして、保育園の先生方にたいへんな心配をかけました。ふだんは低体温ぎみなのに、室温が高いと、それだけで体温が37度半ばまで上がってしまうことがあるのです。

　息子はその後、運動習慣をつけ、睡眠をきちんととり、食事の内容や食習慣に乱れがないよう気をつけて育てた結果、中学生になった今では、だいぶおさまりました（今も22時半から23時には寝ています）。それでも、ゲームや動画で目を酷使したりすると、とたんに顔が赤くなったり、発熱することがありますから、そんな時は「しっかり運動だよ！」といい聞かせています。

　発汗によって体温調節ができるようにトレーニングすることが、大切です。日頃の運動習慣に加えて、ぬるめのお風呂にしっかりつかって、うっすら汗をかく訓練をしたりするのも効果的です。ただし、サウナなどの暑すぎる空気にさらすのはおすすめできません。あくまでリラックスして、じんわりと発汗できる方法で訓練しましょう。

運動とお風呂で、汗をかく練習をしよう

／子どもの気になる様子／

犯罪やトラブルにあわないために

Before

不審者情報などに不安が募る
トラブルに巻き込まれやすい

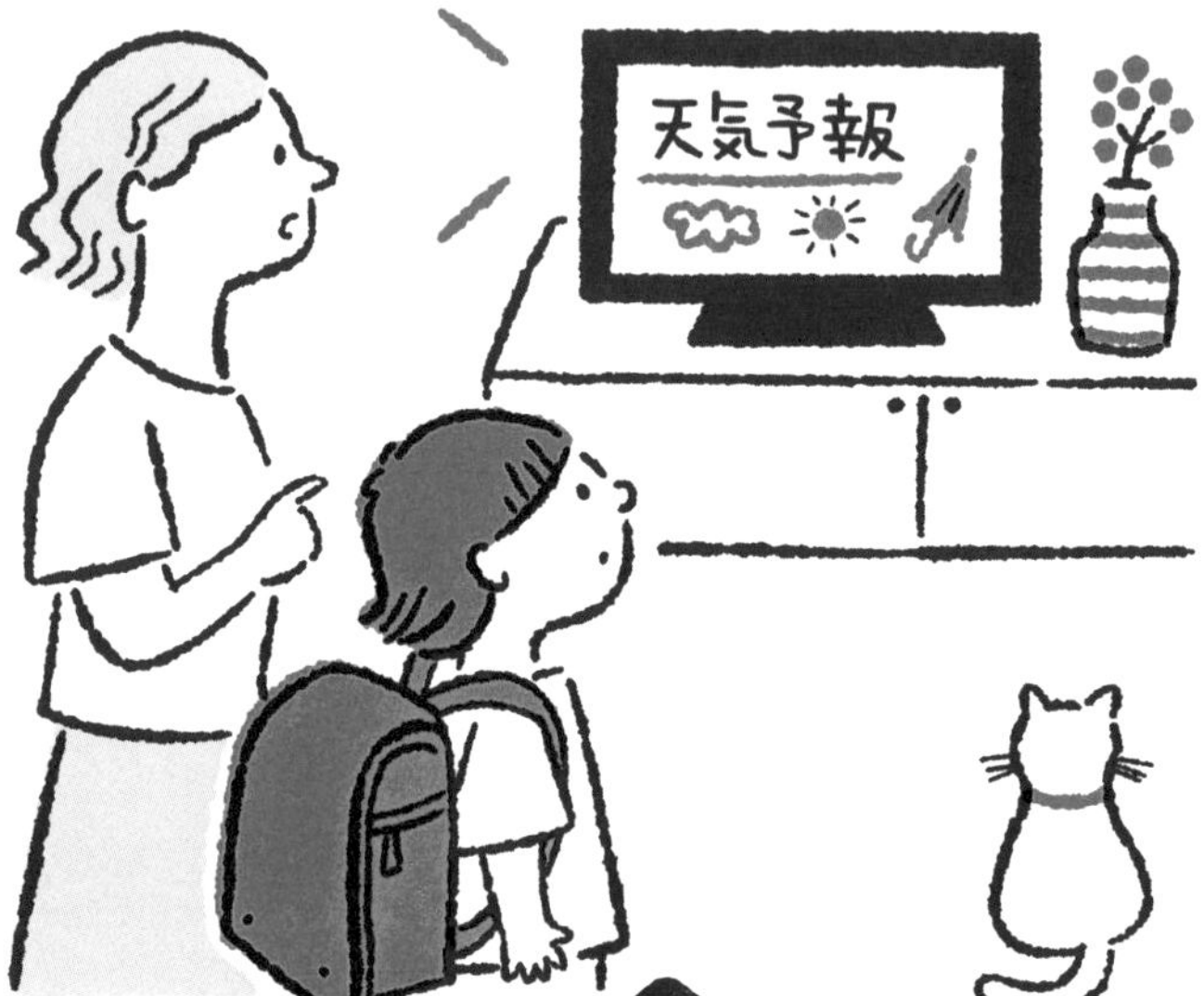

習慣
10

気温の日較差が大きい日や暑すぎる日は注意しよう

After

犯罪遭遇確率を減らせる
トラブルから未然に距離を取れる

気象条件で気分が変わる……これはなにも、子どもたち本人だけのことではなく、周りのさまざまな人にも起こっていることです。特定の気象条件で子どもたちが危険な状況に巻き込まれる可能性が高くなることも知っておきましょう。

気温の日較差が9℃（最高気温29℃、最低気温20℃が標準）、湿度80％、風速2m／s、曇り。これが、「性犯罪が起こりやすい」とされている気象条件だそうです。梅雨時や9月の台風シーズンなどが該当しやすい時季です。このように気象条件で、人に危害を加えようとする衝動が強まることが示唆されているのです。また、気温が35℃に近いような極端に暑い日が続くと、人の暴力性が増すという研究結果もあります。

私は毎朝、気温・気圧・湿度を確認し、前述のような気象条件が揃うことが予測される日は、子どもを含む家族みんなに注意喚起をします。

「早く帰宅すること」「帰宅時は玄関ドアを開ける前、周囲を見回して不審者がいないか確認すること」「夕方以降に、ひとりで出歩かないこと」などを、少し意識・注意喚起するだけで、犯罪に遭遇する可能性を減らせるのではないかと思っています。

また気象条件は全員に等しく降りかかるので、自分自身も気をつけて慎重に行動しないと、事故や対人トラブルを起こしやすくなります。ふだんから少し攻撃的だと感じる人とは、その日は距離を取るようにします。

機嫌がわるい人には「調子わるいの?」と不調を問おう

わが家独特のルールとして、家族が物に当たり散らしたりして機嫌がわるそうな時には、「調子わるいの?」と聞くことになっています。なぜか人類は「なんか機嫌わるいの?」と聞かれると激昂する性質を持っているようなので、「調子わるいの?」と体の不調を問うように変換することで、穏便に済ませるというライフハックなのです。体調不良の心配をされて激昂する人はそうそういませんが、機嫌のよしあしを尋ねられるといきなり爆発するんですよね。

私の手順は、

1. 機嫌のわるそうな人を発見
2. 顔色を見て、「体調わるいの?」という
3. 相手が「そんなでもない」もしくは「調子わるいかも」と答える
4. 「調子わるい」といわれた場合は漢方処方を見定める
5. 「そんなでもない」といった場合は「ほんとに? 調子わるそうだよ」と畳み掛ける
6. 「そういえばそうかもしれない」といわせ、漢方処方を見定める

番外)「いや実はこういうことがあって……」といわれたら話だけ聞く

と、こんなふうに、とにかく体調不良に還元するようにしてしまうのです。よくわからない機嫌のわるさは、たいていは自覚できていない体調不良から発生しており、そこを潰してしまえば解決してしまうことが多いのです。

このほかに、「お腹が減ってるの?」「喉が渇いた?」「寒い?」「暑い?」などと聞くこともあります。空腹と暑さ寒さは、原因不明の機嫌のわるさに直結することがあります。

子どもたちの場合、このような状態を言葉で表現できない時期はこちらが察しなければならないので骨が折れますが、会話が可能になってからは格段に楽になりました。

問題は、大人なのにこのようなやり取りをしないとならない人が多数存在していることです。自分の体調不良や空腹・暑さ寒さ・ストレスなどを切り分けて自覚することができず、ただただ機嫌のわるさで表現する人がかなりの割合で存在しています。これは大人としてよろしくありません。

わが家の子どもたちには、右記のようなファクターで自分の機嫌が悪化することを教えてあり、今ではなんとなくイライラするなどの症状があった場合には「母ちゃん、漢方ちょうだい」と自分から言ってくるようになっています。このスキルが身についていると、自分の判断で気分のアップダウンがコントロールできるようになり、情緒が不安定な状態になりにくく、家の中がたいへん平和になります。

ちなみに夫は未だに学習できておりません。ですので、前述の方法は今ではもっぱら夫に対して使っている手法です。また、友人関係や仕事上で関わる「やたらにイライラして当たり散らしている人」も、自分の状態が切り分けできていない人なのかもしれません。応用範囲はたいへん広い手法ですので、ぜひお試しください。

Chapter

6

「かぜ」として あらわれる 不調にきく 10の養生

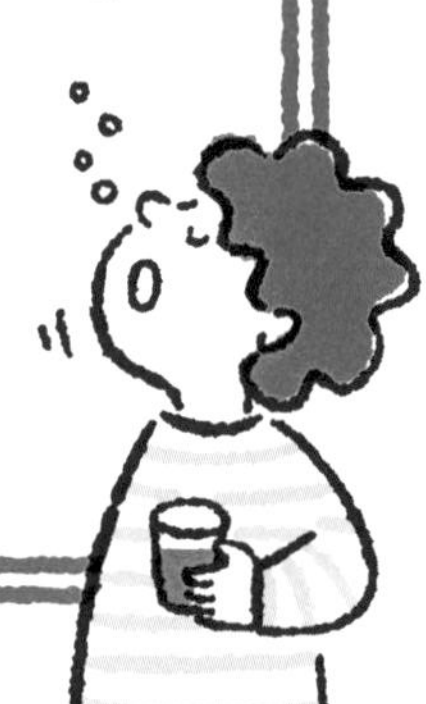

ウイルスに対する抗体をほとんど持っていない乳幼児は、大人以上に頻繁にかぜをひいて発熱したり、さまざまな感染症にかかったりします。かぜや感染症にかかりながら、だんだんと免疫をつけて成長していくといってもいいでしょう。しかし、症状が悪化すれば、合併症や後遺症も心配です。この章では、気になる初期の症状にいち早く対応するための、漢方の使い方を紹介します。

「かぜ」の症状と漢方養生のはなし

私は、日常的におこる体の不調のほとんどが、「かぜ」といわれる症候群のなかにふくまれていると考えています。子どもの病院受診を考えるのは、歯科を除いて、「かぜ」が原因のほとんどではありませんか？

かぜは、とにかく「ひきはじめ」が肝心。私はこの言葉を、何度となく患者さんや読者さんたちにお伝えしてきました。では、「ひきはじめ」とは一体、どの時点のことをいうと思いますか？　鼻水？　咳？　のどの痛み？　発熱の最初の頃？

東洋医学でいうところの、「かぜのひきはじめ」とは、「寒気・首肩のこった感じ・熱が出るような感覚」のことです。これ以外の症状が発生した時は、実は「ひきはじめ」ではなくて、すでに症状が進んでしまった状態なのです。

どんなかぜでもそうなのですが、初期になんらかの対応をしなければ、病の進行を止めることはできません。私のような東洋医学の専門家でも、症状が少し進んでしまったら、つきっきりで鍼灸や漢方を駆使しないと、改善することはできないのです。インフルエンザや、新型コロナウイルス感染症も、症状としてはいわゆるかぜの症候群がひどくなったものです。とくにこの2つは後遺症の症状が怖い病ですが、初発の症状はほかのかぜと同じであり、実際に「ごく初期」の症状であれば、東洋医学的な手当てでなんとかなることが多いのです。

そのため、まず親が自身の「かぜのひきはじめ」にあたる体調の変化を捉えられるように訓練し、そして次に、子どもの体調の変化に気づけるようになることが必要です。自分自身のわずかな体調の変化を把握する力がなければ、家族の調子を推し量ることは、まず難しいと考えてください。

「葛根湯《かっこんとう》」を発明したのは、張仲景《ちょうちゅうけい》という中国古代のお医者さんです。その彼が書き残した二千年近く前の書籍である『傷寒論《しょうかんろん》』には、「項背強几几．無汗惡風者．屬葛根湯證」(うなじと背中が強張り、汗がなく、寒気がするものは葛根湯の証)、「頭痛發熱．汗出惡風．桂枝湯主之」(頭痛があり、熱がある感じがして、汗が出て寒気がするものは桂枝湯)と書かれています。そして実際に、このようなかぜのごく初期に「葛根湯」や「桂枝湯《けいしとう》」はたいへん効果が高く、適切に使用できると、それ以上先にかぜの症状が進みません。一方で、ここに書かれている徴候以外の場合は、「葛根湯」や「桂枝湯」は無効です。発明者が「こうじゃないと効かないよ」といっているのですから、間違いありません。

インフルエンザの場合は『傷寒論』の手当て、そのままで改善することができます。インフルエンザの初発の症状は「寒気・首肩のこった感じ・熱が出るような感覚」であることがほとんどです。しかし慣れないうちは、子どももその感覚を訴えることができないため、この感覚を取り逃すことがほとんどで、病が進行して罹患してしまう場合が多くなります。

わが家では、子どもがはっきりとした言葉で自分の症状を表現できないうちは、発熱が始まってから、発汗がなければ、「葛根湯」や「麻黄湯《まおうとう》」を服薬させて対応していました。それでかなり早く、症状が改善します。

子どもがもう少し大きくなってからは、「調子がわるい」と声に出していなくても、顔色がくすんだ感じがするとすぐに舌診して、体に寒さが入り込んでいる徴候である「舌淡・白」、「舌苔白」ないし「白膩苔（白くて厚い苔）」、「痰飲」を認めたり、手足が冷たく、首周りを触るとひんやりしていて、発汗がない様子が観察されたら、すぐに「葛根湯」を服薬させていました。とはいえ素人が舌診をするのは難しいでしょう。なんとなく体調がわるそうで、手足と首の後ろを触ったらひんやりしている場合は、服薬のひとつの目安になります。

新型コロナ感染症が流行してからは、もっと対応が複雑化し、複雑になりました。新型コロナの症状は、たいていのどの違和感から始まります。のどの痛みは、「小柴胡湯加桔梗石膏《しょうさいことうかききょうせっこう》」を即座に服薬することで、悪化させずにすむことが多いようです。

激烈なのどの痛みの場合は「銀翹散《ぎんぎょうさん》」を服薬してみるのもひとつの手です。これが速やかに効く場合は、新型コロナ感染症ではなくて、扁桃炎やなんらかの別の感染症である可能性が高いようです。「銀翹散」を使用して、まったく効果がない場合は、前述の「小柴胡湯加桔梗石膏」で対応を試みるのがセオリーです。

こんなふうに、かぜに対処する訓練を繰り返していると、かぜへの対応はスピードが大切だということが実感できると思います。つまり、なにか不調を感じ取ったら、外出先であってもすぐに対応することが必要です。

私は、いつ自分や家族の体調が崩れても、すぐに対応できるよう、「葛根湯」「桂枝湯」「銀翹散」「小柴胡湯加桔梗石膏」の4種の漢方薬は、いつもかばんの中に入れて持ち歩くようにしています。対応が遅れれば、確実に「かぜ」を体に引き込んでしまいます。

もしうっかり、出先で手元に漢方がないような事態が発生したなら、「ペットボトル温灸」を応用することにしています。「葛根湯」や「桂枝湯」が効く程度の初期の不調であれば、「大椎」という経穴に「ペットボトル温灸」をしつこく当てることでも効果が得られます。

「大椎」は、頭を大きく前に下げたときに、首と背中の間に飛び出る、一番大きな骨の直下の少しくぼんだところにある経穴です。ここを狙って、軽く叩くようにして温灸をするのですが、市販されている暖かいペットボトル飲料は、温度が低すぎることがしばしばあります。その場合は、ホットの缶飲料を使います。ただし、缶はペットボトルに比べると熱の伝導率が高く、逆に熱すぎて火傷をする可能性があるので、少し冷ましてから使います。「あちっ!」と感じたら一旦やめて、うっすら発汗があるかどうかを見ます。まだ発汗がないなら、再度当てて、発汗が見られるまで繰り返します。首回りがわずかにしっとりしてくれば、それ以上にかぜが進行せずにすむことが多いのです。

手元に漢方がない時に、のどの痛みから始まるかぜの症状が出た場合については、私は現在のところ、確実な手当ては見つけられていません。腕にある経穴の「孔最」や「手三里」に圧痛が出ることが多いため、ここをつまようじ鍼で強めに叩いておくことで、少し症状の進行を遅らせることはできるようで、これでしのいで薬局へ駆け込むことになります。

備えあれば憂いなし。かばんにはいつも、常備薬を入れて出かけるようにしましょう。

また、このようにして対応して、症状が治まったからといって、そのまま活動を続けてしまうのはいけません。必ず早めに休養をとって、体を回復させましょうね。

／子どもの気になる様子／

かぜや流行り病にかかりやすい

Before

流行り病に必ずといっていいほど罹患する

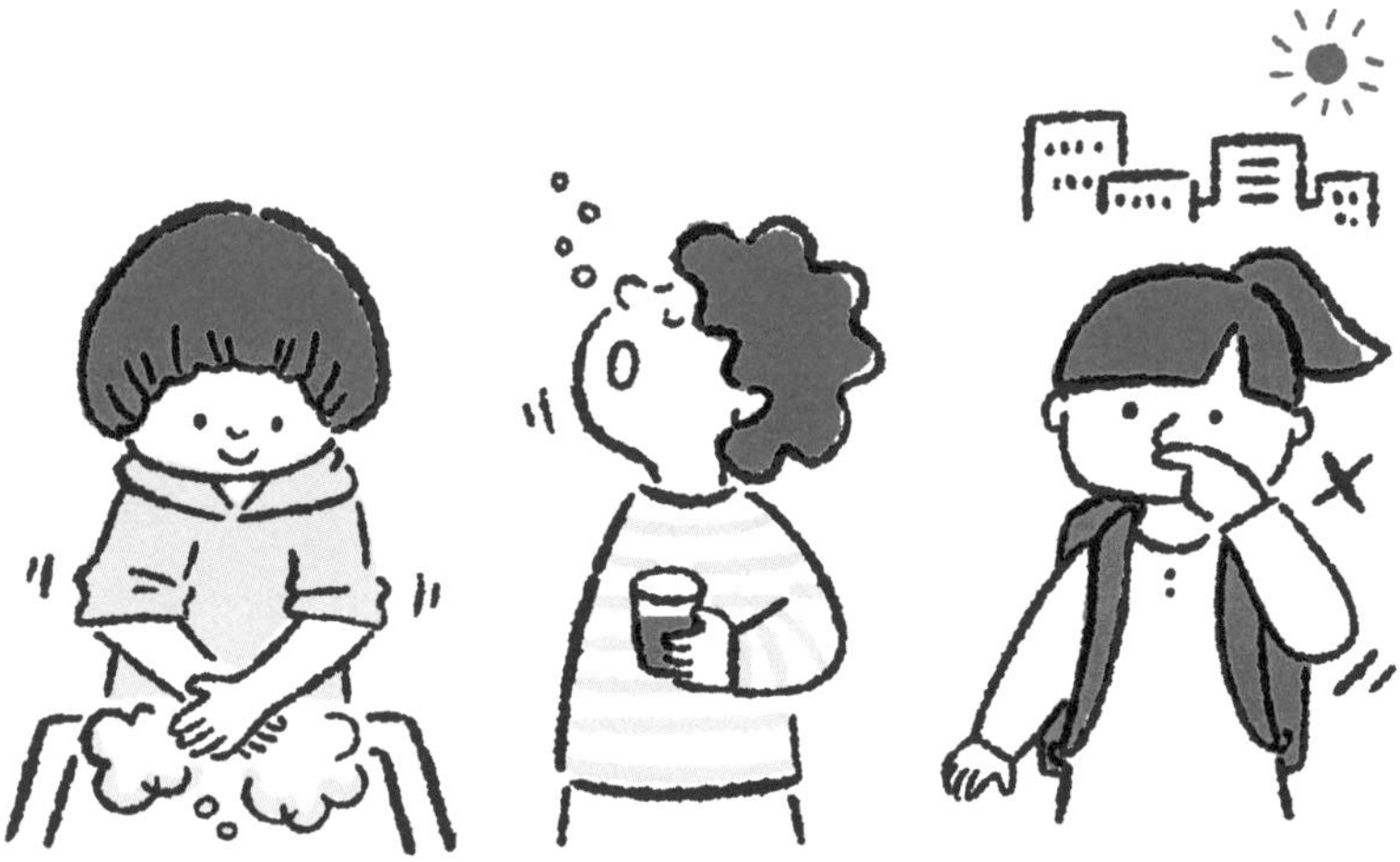

習慣
1

手洗い・うがいと「顔に触れない」を約束しよう

After

感染症にかかりにくくなる

かぜや流行り病にかかりやすい

手洗い・うがいは、かぜに限らず、さまざまな感染症の予防効果につながるため、徹底して習慣にすべきことです。

菌やウイルスは、呼吸器を通してだけではなく、手に付着している菌やウイルスが目や口や鼻などの粘膜へ付着することでも、体内に侵入します。ですから、手に付着している菌やウイルスが顔の粘膜に触れる前に、正しく手洗いをすることで、高い確率で感染を予防することができます。わが家では、子どもが言ってわかる年齢になった頃から、外出時は「顔から上を触らない」というゲームをしていました。顔を触りたい時は手洗いやアルコール消毒をしてから、と約束するのです。

さらに、かぜの発症率は、水うがいをするだけで、しない場合に比べて40%も低下することが確認されています（うがい薬として市販されているヨード液によるうがいは、かぜの抑制効果はみられません。むしろヨード液がのどに常在する細菌叢をこわしてかぜウイルスの侵入を許したり、のどの正常細胞を傷害したりする可能性が考えられています）。外出から帰ったら、水うがいを徹底しましょう。

加えて親ができることのひとつに、感染症が流行している時期に、子どもを人が集まるところに連れて行かないことがあります。室内遊戯施設やおもちゃ売り場は、空気感染だけではなく、接触、飛沫、経口感染も起こりやすくなり、遊具がさまざまなウイルスの温床になっていることも少なくありません。

手洗い・うがいと「顔に触れない」を約束しよう

／子どもの気になる様子／

かぜが長引く

Before

かぜをひくとなかなか治らない
かぜをこじらせやすい
黄色い鼻水や痰の症状が長引く

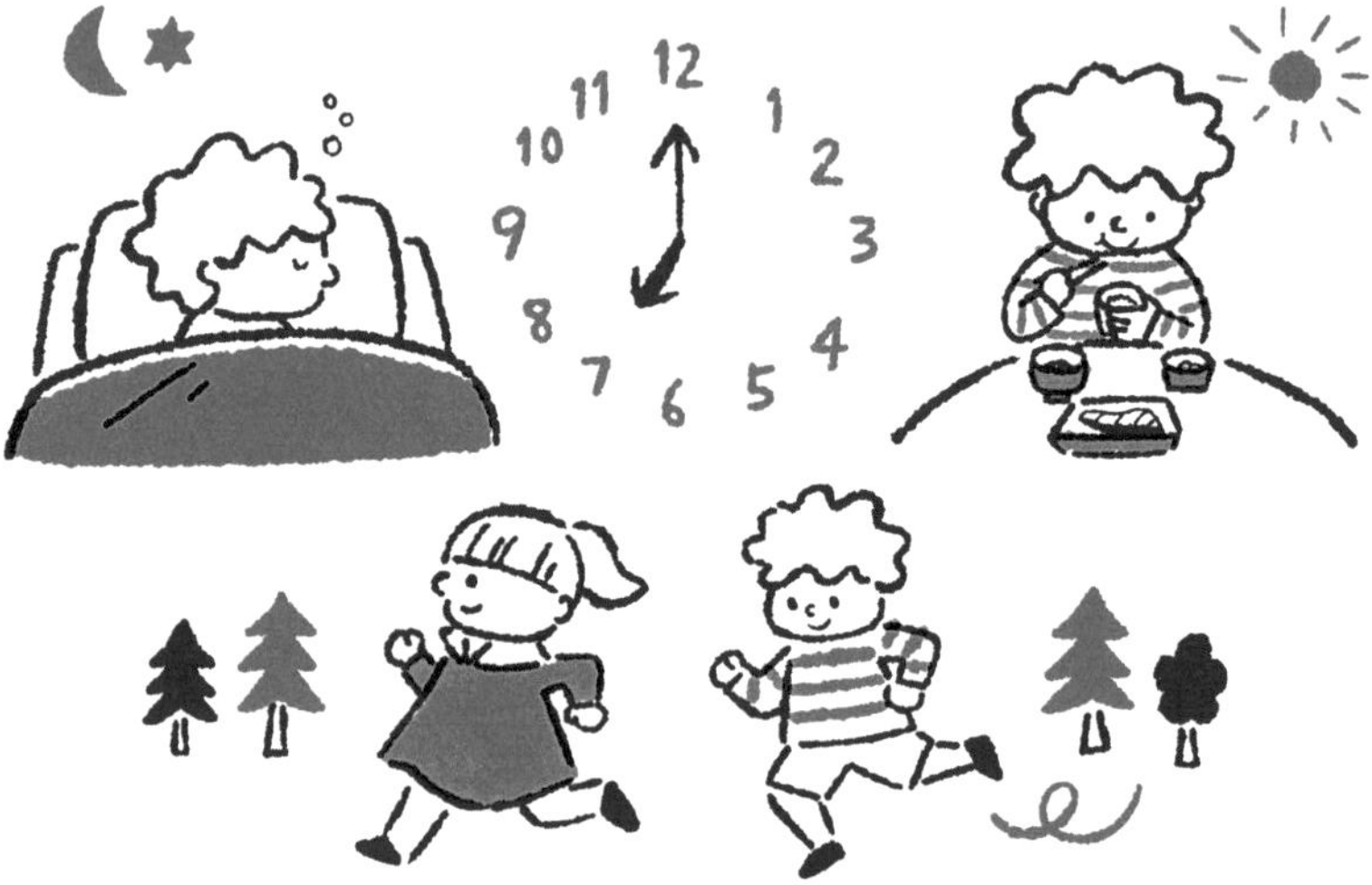

習慣
2

「飲食」「起居」の基本的な養生習慣をととのえよう

After

かぜの回復が早くなる

かぜが長引く

↓

年中かぜをひいていて、なかなか治らない子どもがいます。体力が少ないタイプの子どもはかぜをひきやすくなりますが、そんな子でも、生活環境と習慣、基本の養生を徹底することによって、かなり改善できます。

実は私自身も、かぜをひくと長引いて、咳喘息の一歩手前くらいまでいってしまう子どもでした。しかし、大人になってきっちりと「飲食」「起居」をととのえると、ものすごく丈夫になりました。

「飲食」は食習慣、「起居」は睡眠習慣です。私が子どもの頃に過ごした田舎の食事は砂糖を多用した甘いおかずが多く、またおやつには甘いお菓子やスナックもよく買って食べていました。学生時代は夜更かし、朝寝坊も当たり前でした。そんな生活が、私の体力を低下させていた可能性があるわけです。

今、「飲食」「起居」の養生を徹底しているわが家の子どもたちは、かぜをひきにくく、ひいてもすぐに治っています。基礎の養生がきっちり効いているからだと思います。

しつこいようですが、「**ぐっすり眠ってすっきり起きる10の養生**」と「**おいしく食べてすっきり出す10の養生**」の章をいま一度見直してください。

「いいことは、体にゆっくりしみ込んでいく（40頁）」ため、一朝一夕に、丈夫な体をつくることはできないのです。

↓

「飲食」「起居」の基本的な養生習慣をととのえよう

／子どもの気になる様子／

ぞくぞく、寒気がする

Before

なんとなく寒気がある
かぜをひいたかな？と感じる

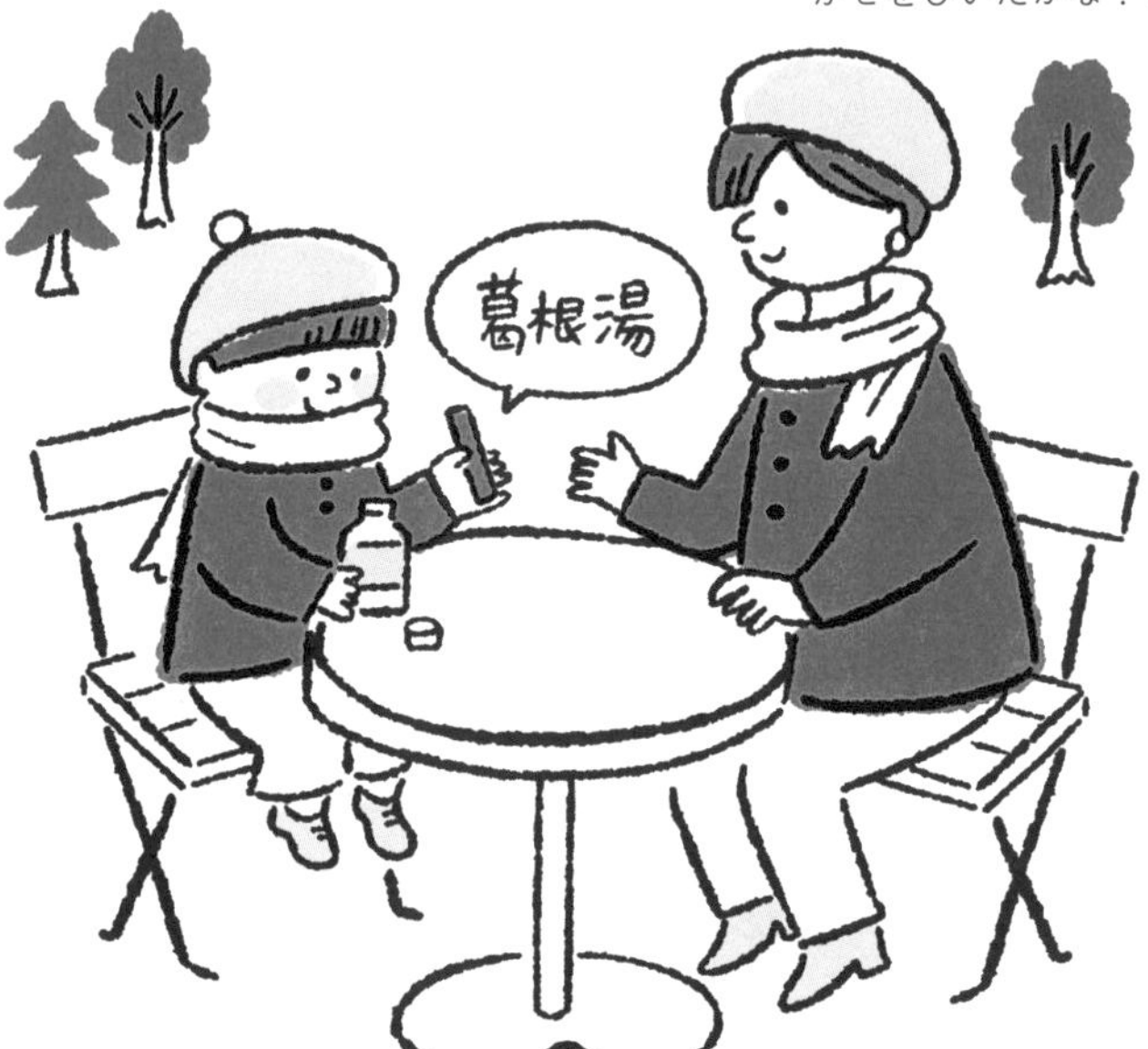

習慣
3

温かい飲みものと、「葛根湯《かっこんとう》」か「桂枝湯《けいしとう》」を服用しよう

After

かぜの症状が悪化しない

ぞくぞく、寒気がする

かぜの初期段階の子どもの顔を観察すると、ふだんよりも頬がポッと赤く見えたり、顔色全体がなんとなく薄茶色っぽく、くすんで見えたりします。わずかでもそんな徴候が見えたら、首元や手足を触ってください。ふだんより冷たく感じる場合はビンゴ、かぜのひきはじめです。かぜが既におなかに入り込んでいる場合、「手足は温かいけれど、おなかが冷たい」ということもあります（178頁）。

　とにかく、かぜを悪化させないための基本・奥義は、「葛根湯《かっこんとう》」「桂枝湯《けいしとう》」の服薬のタイミングを逃さないことです。子どもは汗をかいていますか？　もし汗が出ていないなら「葛根湯」、すでにじわっと汗が出ていたら「桂枝湯」を、すぐに服薬させてください。「1日3回食前に」などとタイミングを待つのは遅すぎます。

「葛根湯」と「桂枝湯」は、必ず温かいお湯で服薬します。出先などでお湯が手に入らない時は、ホットの紅茶で飲むのをおすすめします。緑茶は体を冷ます薬として使用されてきた歴史があり、「葛根湯」や「桂枝湯」の体を温めて発汗を促す薬効を弱めてしまう可能性があるため、避けましょう。

　服薬して15分から30分で効果が出ます（一服で効かないなら、症状に薬が合っていません）。ただ、薬が効いたからといって活動を続けてはいけません。しっかり保温して、布団で休ませましょう。「休む」をすっ飛ばして、「もう大丈夫！」と活動してしまうと、今度は「葛根湯」が効かない状態までかぜが悪化してしまいます。

※漢方は、かかりつけ医、薬剤師または登録販売者に相談し、保護者の指導監督のもと服用させてください。

温かい飲みものと、「葛根湯《かっこんとう》」か「桂枝湯《けいしとう》」を服用しよう

／子どもの気になる様子／

くしゃみがでる

Before

「寒邪」がわずかに肺に到達している

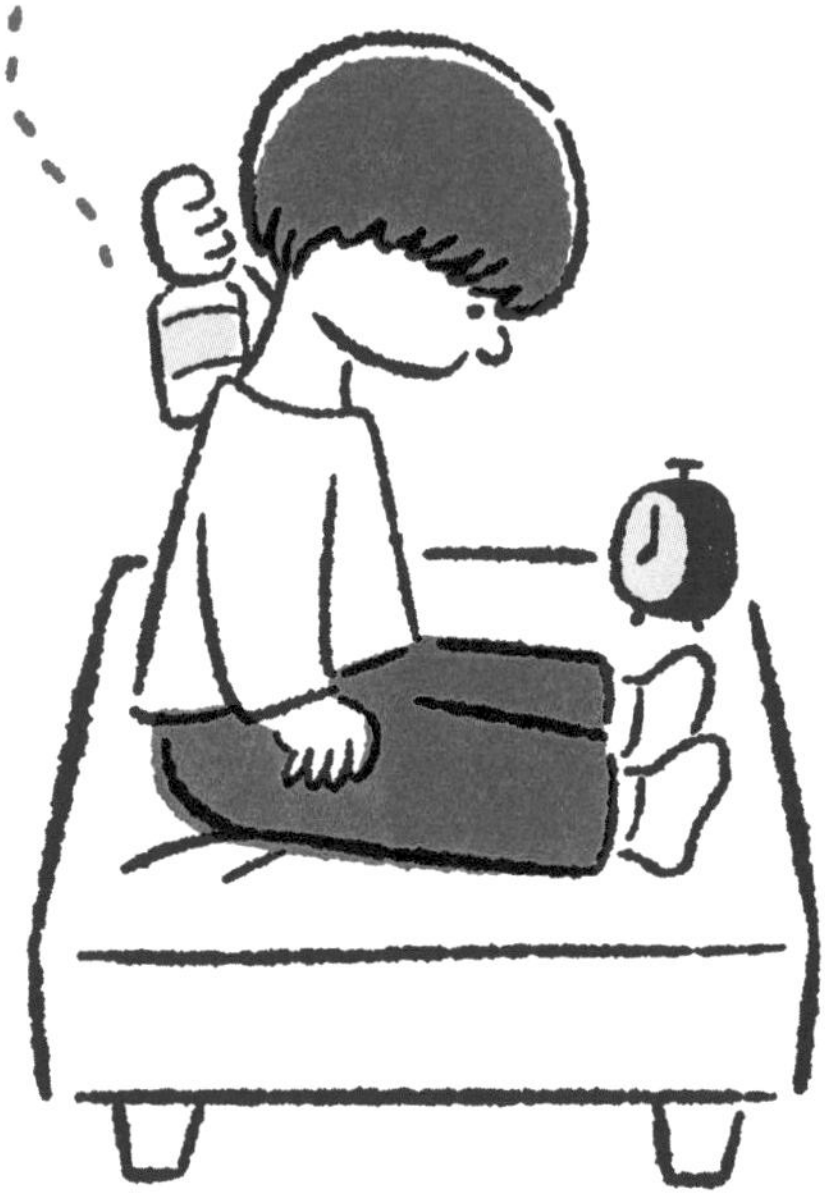

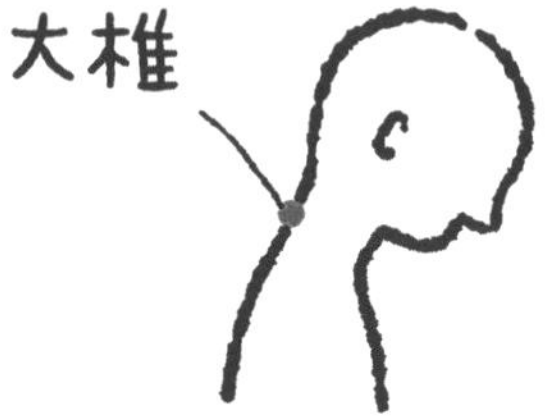

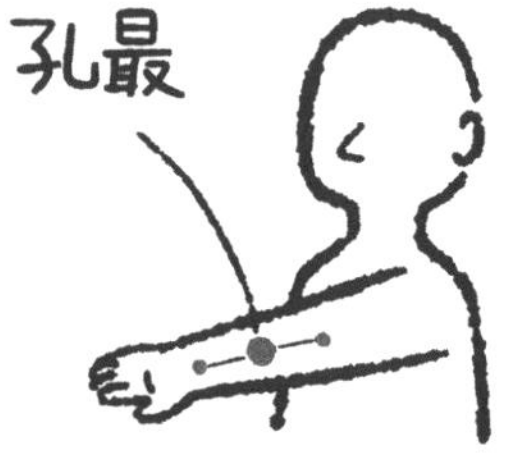

習慣
4

15分ごとの体調の変化に合わせた手当てを！

After

かぜの症状が悪化しない

くしゃみがでる

∨

「くしゃみ」は、「寒気（164頁）」より進んでしまっていますが、「鼻水（168頁）」よりは手前の症状です。この時点でも、同時にまだ寒気があるようなら、「葛根湯《かっこんとう》」や「桂枝湯《けいしとう》」が効くことがほとんどです。汗が出ていなければ「葛根湯」を、汗が出ていれば「桂枝湯」をすぐに服薬します。「葛根湯」や「桂枝湯」を服用してから15分程しても、まだ症状に改善が見られない場合は、すぐに次の手に移ることが大切です。

次は「小青竜湯《しょうせいりゅうとう》」を服薬します。「小青竜湯」は花粉症の治療薬として有名になった薬です。鼻水が出始めてしまった場合も同様です（168頁）。このように、かぜの段階に応じて使用する漢方は変化していき、2～3剤まで重ねて使うことが少なくないのです。「小青竜湯」を服薬して、手前の症状である「寒気」が戻ってきたなら、「葛根湯」や「桂枝湯」へ戻ります。加えて「だるさ」を感じるようなら「麻黄附子細辛湯《まおうぶしさいしんとう》」を服薬します。

わが家では、15分程の服薬間隔で重ねて服薬をしていますが、漢方は体質によって効き方も異なりますから、かかりつけ医に相談してください。

服薬の代わりにできる手当てとして、「大椎《だいつい》」「孔最《こうさい》」へのペットボトル温灸は、とても便利で効果的です。うっすら発汗が見られるまで繰り返します。「大椎」は頭を前に下げた時に、首と背中の間に飛び出る、一番大きな骨の直下の少しくぼんだところに、「孔最」は腕の内側の中間にあります。

※漢方は、かかりつけ医、薬剤師または登録販売者に相談し、保護者の指導監督のもと服用させてください。

∨

15分ごとの体調の変化に合わせた手当てを!

／子どもの気になる様子／

鼻水がでる

Before

透明／黄色の鼻水がでる
鼻づまりがある

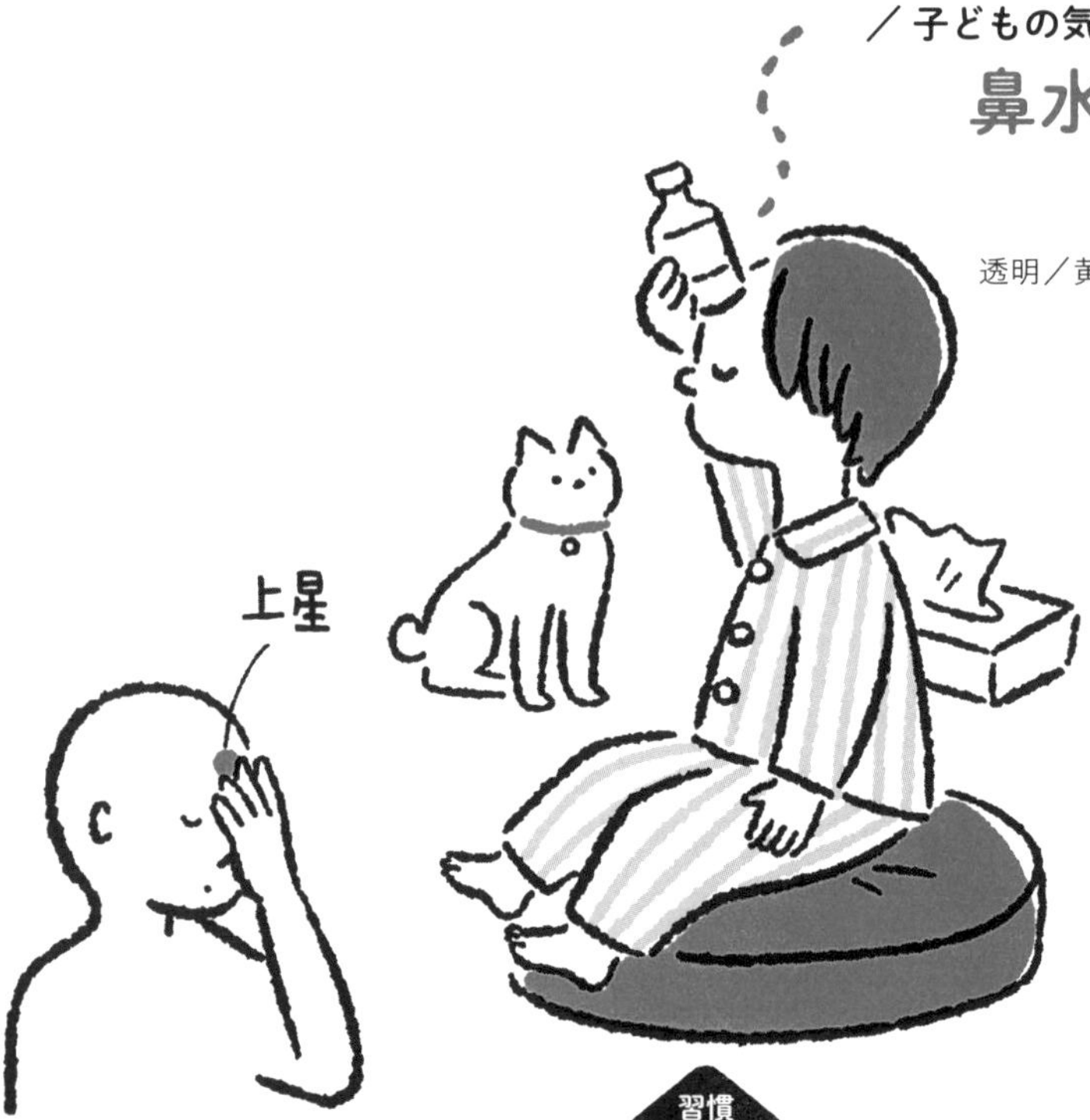

習慣
5

「上星《じょうせい》」にペットボトル温灸を当て、鼻水の色で漢方を使い分けよう

After

鼻水、鼻づまりが改善する
かぜがこじれない

鼻水がでる

鼻水や鼻づまりを、かぜの初期症状のひとつと捉えている人が多いのですが、実はその症状は、初期から悪化し、中期に差しかかっています。

さらさらとした透明な鼻水が少し出ているだけなら、「小青竜湯《しょうせいりゅうとう》」や「五苓散《ごれいさん》」で対応可能です。これらを服薬して鼻水が止まったら、「葛根湯《かっこんとう》」や「桂枝湯《けいしとう》」(166頁)、「大椎」へのペットボトル温灸(167頁)に戻って対応してください。「鼻水が止まったから、かぜが治った」と思ったら大間違いで、少し押し戻しただけなのです。初期対応に戻って、完全に治します。首元を温かく保ち、早く寝かせ、しっかり休養させましょう。元気になったからと活動を再開してしまうと、再度罹患することになりかねません。

鼻水の色が黄色く、濃くなっている場合は、すでに中期から後期の症状です。「辛夷清肺湯《しんいせいはいとう》」は、かぜがこじれて発生する副鼻腔炎の治療にも使用される薬で、効果がありますが、これ一剤では改善できないことも多いものです。鼻水は止まったけれど、鼻の粘膜が腫れたような状態で、鼻をかんでも出てこないような鼻づまりには「越婢加朮湯《えっぴかじゅつとう》」が、鼻奥が乾いてツンツンするなら「麻黄附子細辛湯《まおうぶしさいしんとう》」が効果的な場合があります。

どのタイプの鼻水でも、頭の中の経穴「上星」にペットボトル温灸を繰り返し当てると、改善していきます。「上星」は、鼻の先に掌の下の部分を当てた時に、中指の先が当たるところです。

※漢方は、かかりつけ医、薬剤師または登録販売者に相談し、保護者の指導監督のもと服用させてください。

「上星」にペットボトル温灸を当て、鼻水の色で漢方を使い分けよう

／子どもの気になる様子／

のどが痛い

Before

つばを飲むと、のどが痛む
じわっとのどが痛む

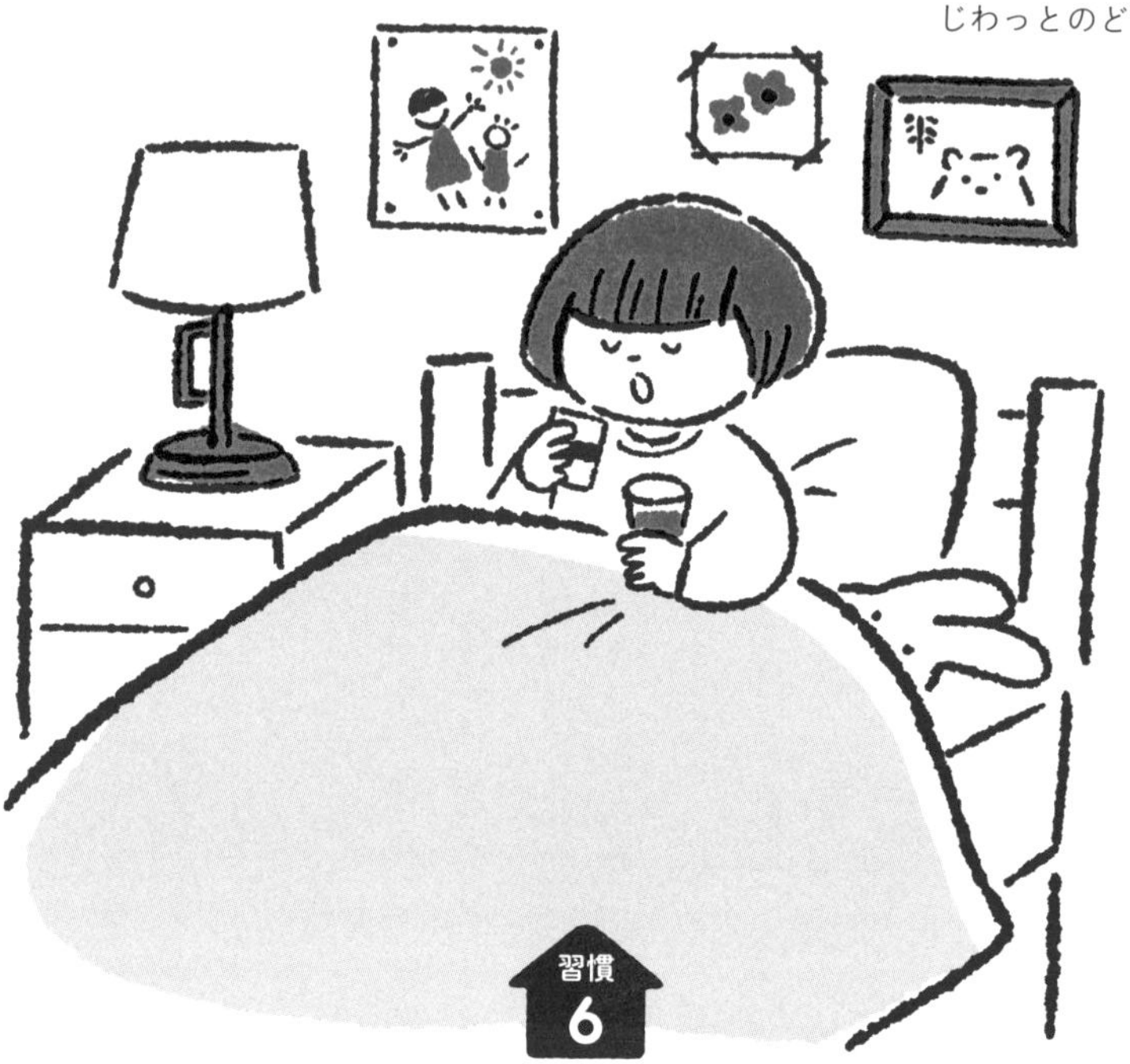

習慣
6

「銀翹散《ぎんぎょうさん》」「桔梗石膏《ききょうせっこう》」「小柴胡湯《しょうさいことう》加《か》桔梗石膏《ききょうせっこう》」を服用しよう

After

のどの痛みが消える
かぜの症状が悪化しない

のどが痛い

のどの痛みは、気が付いた時点ですぐに対応しないと、あっという間に悪化して、病院で抗生剤の点滴を受けなければならなくなります。また、のどの症状は「新型コロナウイルス感染症」の代表的な症状でもあるため、注意が必要です。

前触れなく始まる強いのどの痛みや、その後に始まる急な発熱、つばを飲み込むだけでのどが痛むような症状には「銀《ぎん》翹散《ぎょうさん》」を服薬します。1包飲ませて15分程待ち、まだ痛む場合は追加し、のどの痛みが消えるまで、2〜3服重ねて飲ませます。

じわっとのどが痛む場合は「桔《き》梗石《きょうせっ》膏《こう》」を服薬します。もし、発熱しそうな気配が重なっていたら、「小柴《しょうさい》胡《こ》湯《とう》加《か》桔《き》梗石膏《きょうせっこう》」を使います。

これらの対応でうまくいかない場合は、早めに病院を受診することを強くおすすめします。

実はのどが痛み始める手前に、ごく初期の徴候があります。それが、「やたらに元気でパワフルな状態が続く」こと。この時点で「小柴《しょうさい》胡《こ》湯《とう》」を服薬したり、「行《こう》間《かん》」「太衝《たいしょう》」につまようじ鍼を施したりすると、罹患を免れられる場合があるのですが、後から思えば……ということがほとんどです。もし、「元気すぎやしないか？」と思ったら、上記の経穴を押してみてください。「痛い」といったら、つまようじ鍼で軽く叩いておいてください。

※漢方は、かかりつけ医、薬剤師または登録販売者に相談し、保護者の指導監督のもと服用させてください。

「銀翹散」「桔梗石膏」「小柴胡湯加桔梗石膏」を服用しよう

／子どもの気になる様子／

咳がでる

Before

夜中に咳がでる
かぜのあと、乾いた咳が残る
寝入りばなや体が温まると咳がでる

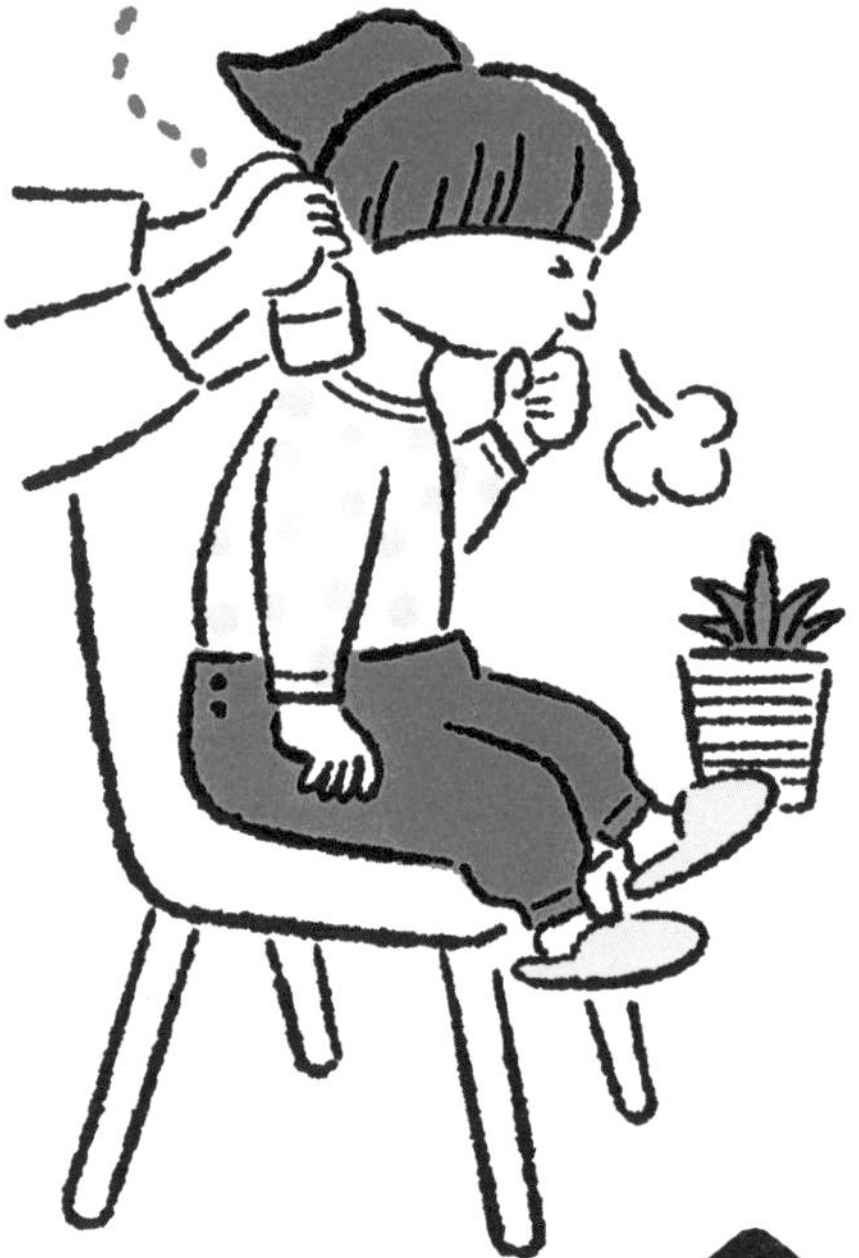

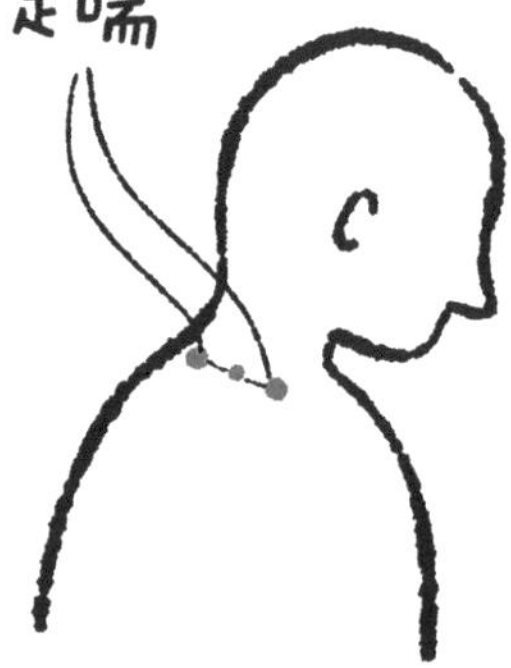

習慣
7

寝る前に「定喘《ていぜん》」にペットボトル温灸をしよう

After

咳が止まる
咳喘息への悪化を防げる

咳がでる

かぜをひいて、ほかの症状が治っても、咳だけが残ってしまうことがあります。

咳は日中はおさまっていても、夜間、寝ようとするとぶり返すので、子どもだけでなく親の睡眠も妨げられて、問題になることが多いのではないでしょうか。

「咳が止まらず、眠れない」という時に効果的なのが、寝る前に行う「定喘《ていぜん》」へのペットボトル温灸です。「定喘」は、首を前に倒した時に飛び出る骨の下のくぼみ（「大椎《だいつい》」）の左右両側、指1本分のところにあります。左右にあるので、ペットボトルを2本使って、同時に当ててもいいでしょう。「あちっ」と感じたら離す、また押し当てる、離す、を体がじんわりホカホカしてくるまで繰り返します。

漢方では、日中に出る咳には「麦門冬湯《ばくもんどうとう》」を、就寝前には「麻杏甘石湯《ききょうかんせきとう》」を服薬すると、うまく効果が得られる印象があります。

咳の症状は、しばらく続くと咳喘息へ移行してしまうこともあり、こうなるとたいへん厄介で、注意が必要です。ここまでの手当で治らなければ、必ず、早めに医師の診断と治療を受けるようにしてください。咳がしつこく残ってしまうほど、かぜをこじらせてしまったということは、初期の手当てに失敗したということです。すでに家庭で手当てできる症状ではないと判断しましょう。

※漢方は、かかりつけ医、薬剤師または登録販売者に相談し、保護者の指導監督のもと服用させてください。

寝る前に「定喘」にペットボトル温灸をしよう

／子どもの気になる様子／

痰がでる

Before

水っぽい痰／黄色い痰がでる

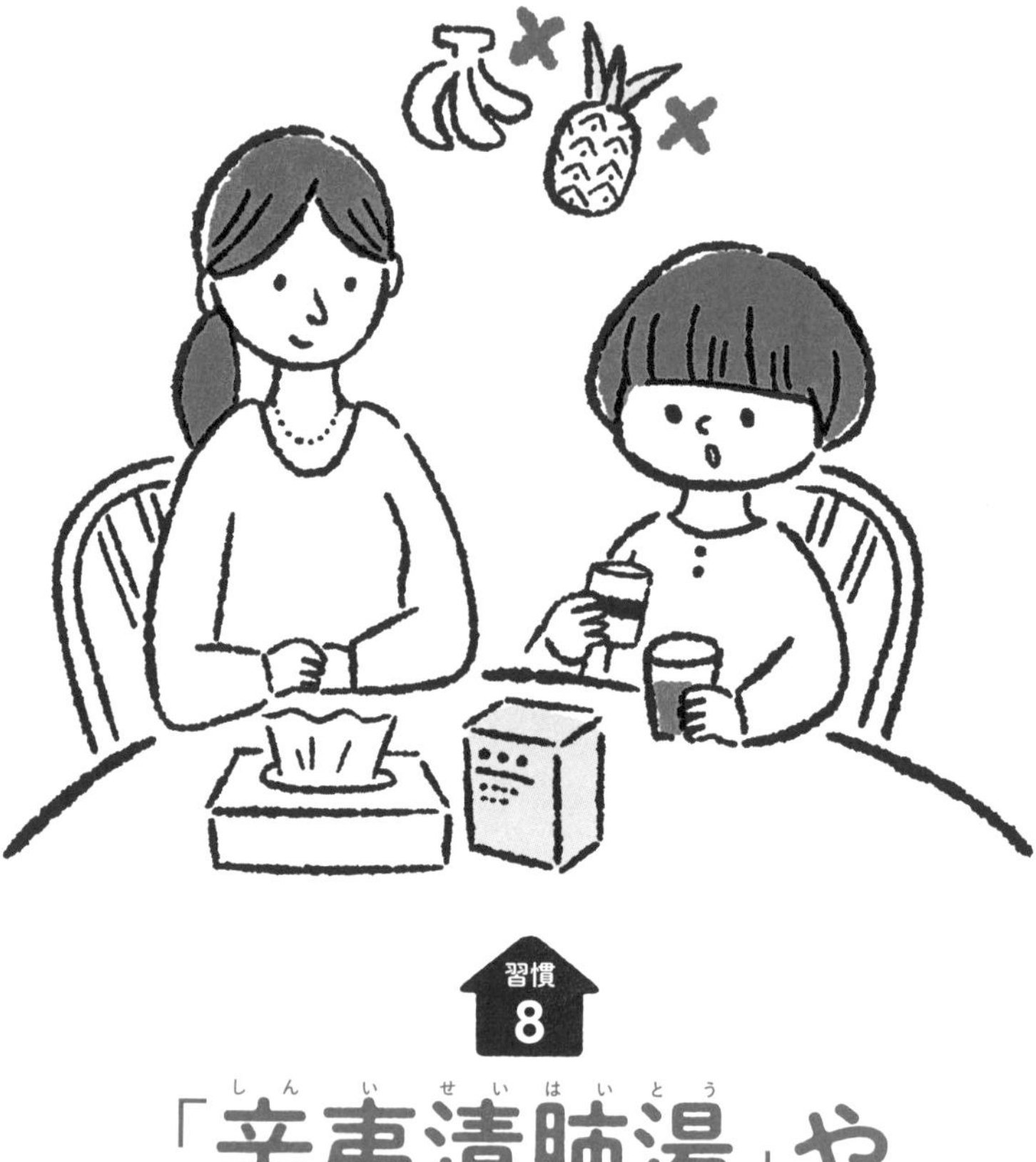

習慣 8

「辛夷清肺湯《しんいせいはいとう》」や「小青竜湯《しょうせいりゅうとう》」を服用しよう

After

痰がでるほどかぜをこじらせない

痰がでる

∨

痰の症状に対する手当てと、鼻水の症状に対する手当ての方法は、ほとんど同じです（168頁）。水っぽい痰なら「小青《しょうせい》竜湯《りゅうとう》」を服薬します。黄色い痰や白っぽくて切れにくいなら痰なら、「辛夷清肺《しんいせいはい》湯《とう》」を服薬します。

鼻水と痰は発生する部位が少し違うだけで、発生のメカニズムは同じなのです。

ただ、東洋医学的には、痰は鼻水よりもより深い部位に病気が入り込んだ症状と考えます（東洋医学では、かぜは体の表面から奥へ向かって、表《ひょう》証《しょう》→半《はん》表《ひょう》半《はん》裏《り》証《しょう》→裏証《りしょう》へ進むものとされています）。痰は、咳の症状にもつながっていきます。痰が長引くほどこじらせないうちに、手当てを施して、かぜを追い出したいものです。

病が体の深くまで入り込んでしまうのは、抵抗力が低いことを意味しています。睡眠をしっかりとらせることが大切です。普段から夜の9時前に布団に入れることを心がけてください。

また、痰の症状が長引いてなかなか治らない子どもは、食事で甘いもの、味の濃いもの、脂っこいもの、南国のフルーツ類を控えるよう、徹底してください。

※漢方は、かかりつけ医、薬剤師または登録販売者に相談し、保護者の指導監督のもと服用させてください。

∨

「辛夷清肺湯」や「小青竜湯」を服用しよう

／子どもの気になる様子／

中耳炎を繰り返す

Before

耳が痛い
中耳炎になる
鼻水が多い
抗生物質が効きにくく、中耳炎が長引く

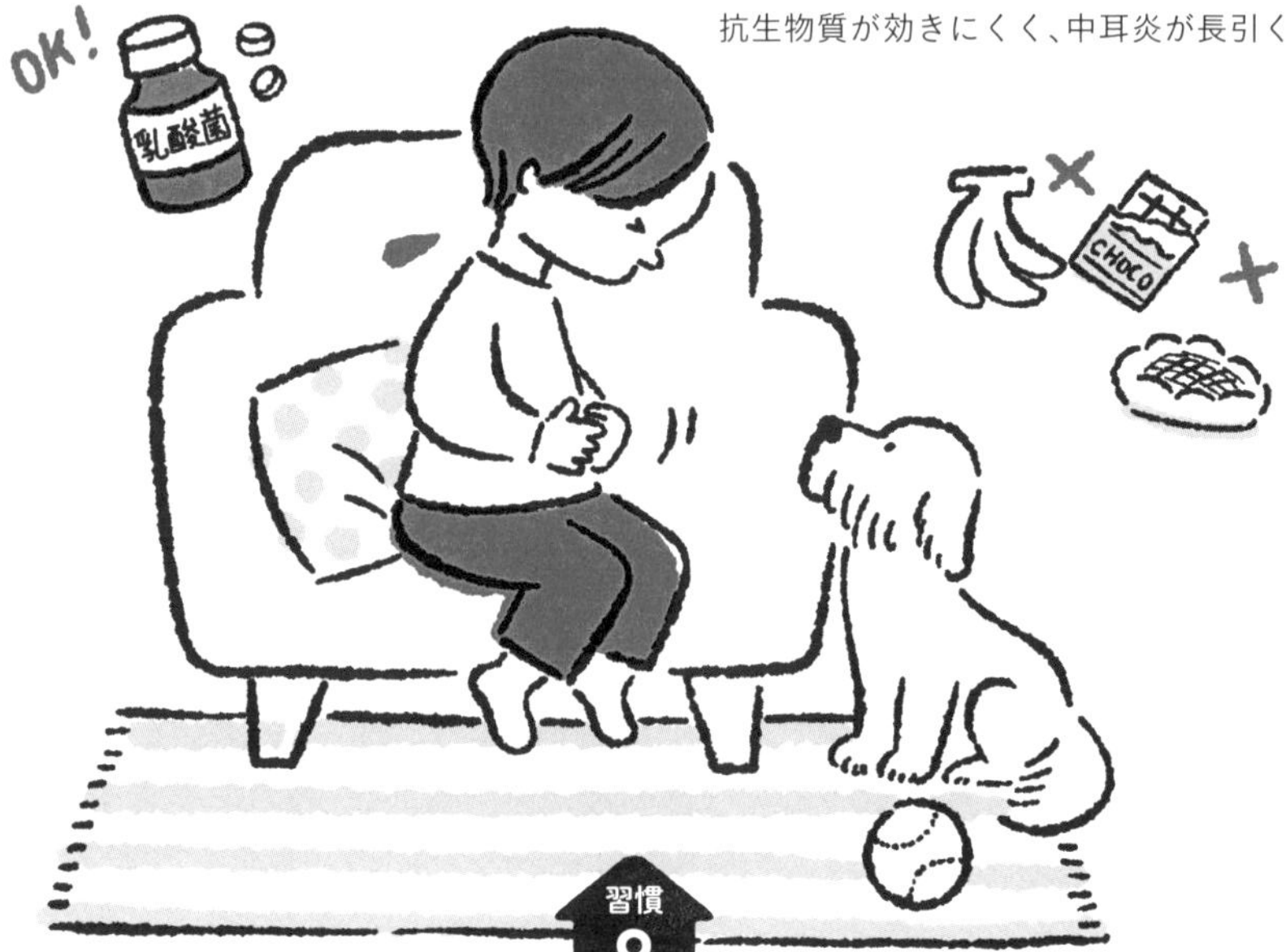

習慣
9

甘いものを控え、乳酸菌で腸内環境をととのえよう

After

中耳炎になりにくくなる
鼻水が止まる

中耳炎を繰り返す

子どもが「耳が痛い」と訴えたら、必ずすぐに耳鼻科を受診してください。中耳炎は、抗生剤を服薬して治療します。きちんと治療をしないと、聴力に障害が起こる可能性があります。

　中耳炎は、耳の中の中耳と呼ばれる部位に細菌やウイルスなどが感染することで、炎症が起こる病気です。子どもから大人まで発症する可能性がある病気ですが、とくに子どもの耳管は短く、のどや鼻とたいへん近いため、奥のほうでつながっている咽頭部から耳管を通して中耳にまで鼻水が流れ、細菌・ウイルスなどが侵入して、感染・炎症を引き起こすことが多いのです。

　ですから、鼻水が正常な経路に出やすいように体内環境を改善することが大切です。

まずは「湿邪」の対応と同じく、甘いものの多食や南国の果物を常食することをやめます（146頁）。とくに、朝ごはんのメニューが菓子パンとバナナというふうなら、すぐに改善が必要です。砂糖や果糖のとりすぎは、体内の炎症を増やしてアレルギー反応も増悪させることが知られています。バナナ等の南国のフルーツは、暑い時期に限って食べさせるよう心がけましょう。果物は旬のものを食べるのが養生の基本です。

　もともと抵抗力が弱く、かぜをひきやすいお子さんは、腸内環境をととのえるのも大切です。睡眠をしっかりとり、しばらくの間、乳酸菌群の錠剤などを使用するといいでしょう。これは、中耳炎治療の抗生剤で荒れた腸内を改善するためにも、効果的です。

甘いものを控え、乳酸菌で腸内環境をととのえよう

／子どもの気になる様子／

おなかにくるかぜ、食欲不振になる

Before

腹痛がある
下痢・嘔吐する
食欲が低下する

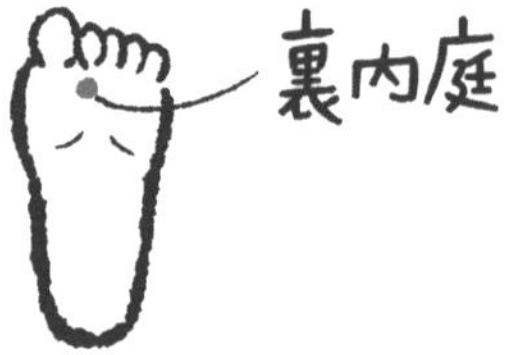

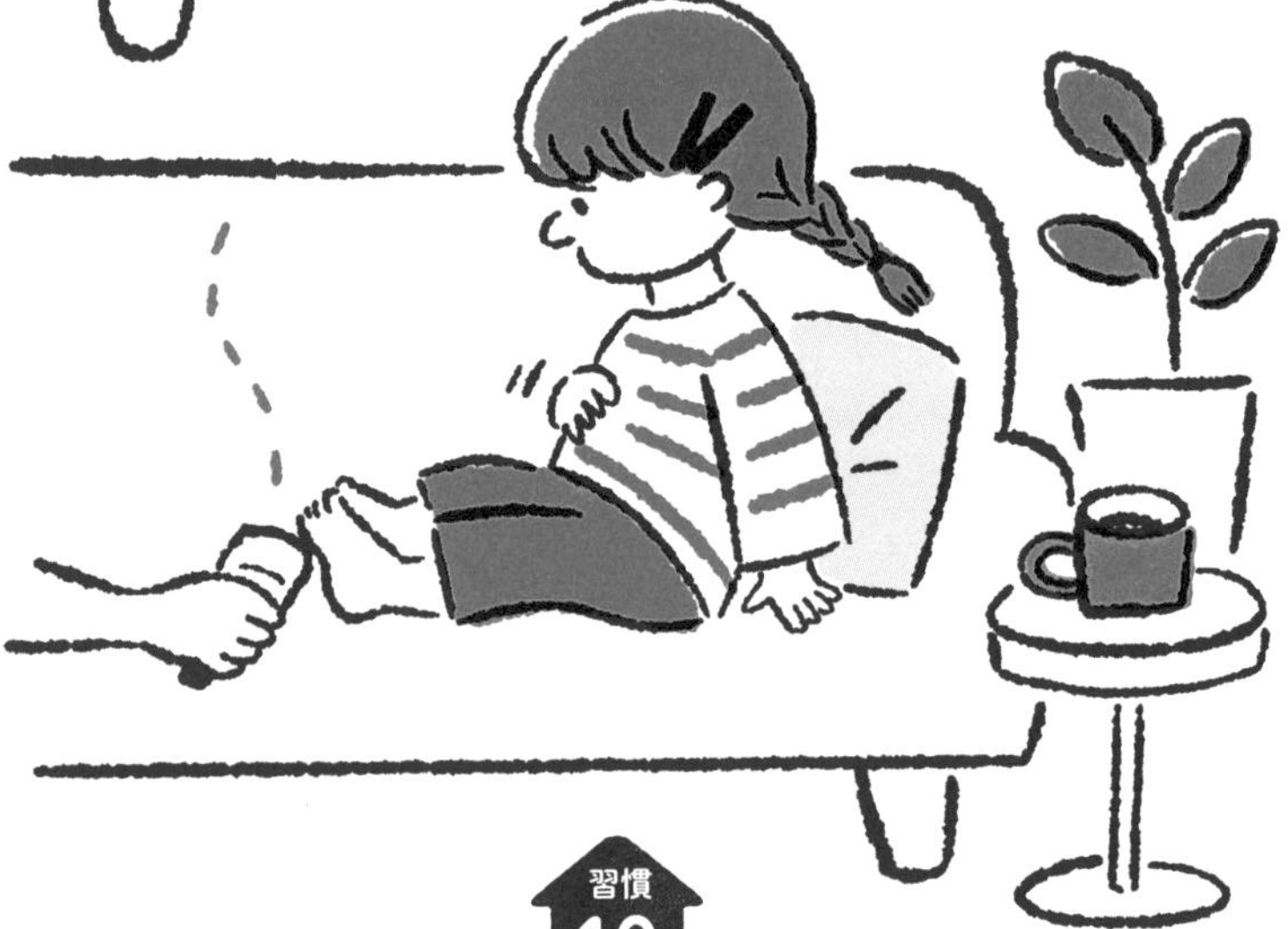

習慣
10

「五苓散《ごれいさん》」を服用し、「裏内庭《うらないてい》」にペットボトル温灸をしよう

After

腹痛が治まる
下痢・嘔吐が止まる
食欲が戻る

おなかにくるかぜ、食欲不振になる

子どもが一度はかかる激しい下痢・嘔吐の症状は、ロタウイルスが原因であることが多いものでした。しかし現在は、ロタウイルスのワクチンが作られるようになり、入院が必要な重症例は減っているそうです。定期接種ワクチンを確実に受けることが必須です。

　また、その上でおなかにくるかぜをひいた場合のファーストチョイスは、「五苓《ごれい》散《さん》」です。これは小児科でもよく処方してもらえる漢方で、水瀉便や嘔吐に効果が高いものです。気象病にも頻繁に使われますから、常備薬に含めておくのがいいでしょう。

　「五苓散」を飲んでも吐いてしまうような場合は、「裏内庭《うらないてい》」にペットボトル温灸を、熱くなるまで行うのがよい方法です。「裏内庭」は、足の人差し指を足裏の方向に折り曲げて、指先が付いたところにある足裏の経穴です。

　かぜの症状の後期で、胃腸の不調が残った場合は、「柴胡桂枝湯《さいこけいしとう》」を使います。これも市販薬で手に入りやすい漢方薬ですので、手元に置いておくといいでしょう。かぜの初期の対処に使う「桂枝湯《けいしとう》」に「小柴胡湯《しょうさいことう》」を足したのが、この方剤です。

　食欲不振が残っている場合は、数日間、「豊隆《ほうりゅう》」につまようじ鍼をし、「中脘《ちゅうかん》」にペットボトル温灸を1〜2回行います(180、181頁)。

※漢方は、かかりつけ医、薬剤師または登録販売者に相談し、保護者の指導監督のもと服用させてください。

「五苓散」を服用し、「裏内庭」にペットボトル温灸をしよう

巻末資料 1

ペットボトル温灸 つまようじ鍼 ビーズテーピング のやり方

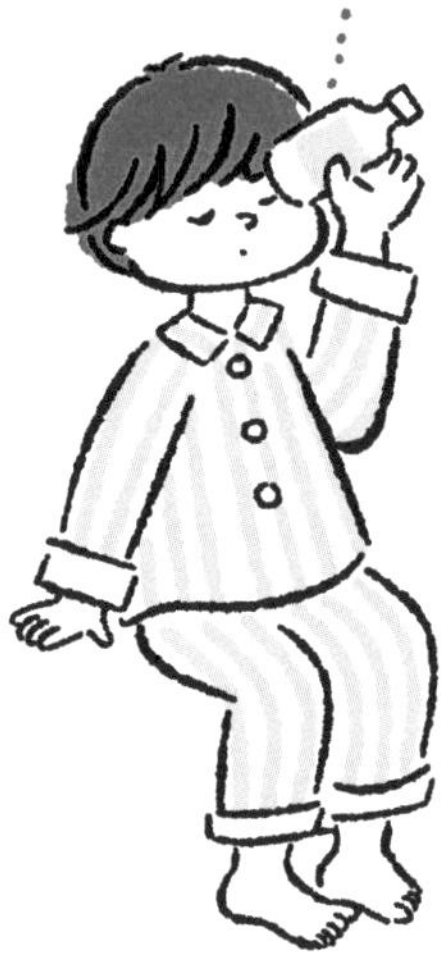

ペットボトル温灸

誰でも簡単に温灸を行えるようにと考案したのが「ペットボトル温灸」です。ツボをピンポイントで正確にとらえなくても、ツボ付近をねらって押し当てるだけで、簡単に行えます。

1 ホット専用のペットボトルに65〜75℃ほどのお湯を入れます。この温度のお湯は、水道水(20℃前後)100㎖に対して、沸騰したお湯200㎖(水：熱湯＝1：2)で作れます。目分量で、水を先に1/3入れ、その後にお湯を2/3入れればOKです(熱湯を先に入れるとペットボトルがだめになります)。

2 ペットボトルを、経穴(ツボ)付近に断続的に押し当てます。押し当てる時間はほんの数秒。「アチッ!」と思ったら離す……また押し当てる……「アチッ!」と思ったら離す、を数回繰り返します。基本的に押し当て続けてはいけません。リズミカルに繰り返します。目安は3〜5秒を3〜5回ですが、必要なのは「アチッ!」っと感じるその感覚です。時間の長短や回数にこだわらず、熱く感じたら離す、そしてそれを数回繰り返す、と覚えてくださいね。絶対に我慢しない、我慢させないでください。熱いのを我慢しても、それだけ効果が高くなることはありません。

つまようじ鍼

一般の方が鍼治療をごく簡単に行えるようにしたのが「つまようじ鍼」です。専門用語では「集毛鍼」や「梅花鍼」と呼ばれているものを、つまようじを束ねて作っています。

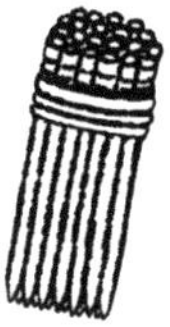

1 つまようじを7〜20本と、輪ゴムを用意します。初心者は20本程度、慣れてきたら7本くらいに減らします。鍼灸師であれば1本で効果を出すことが可能ですが、一般の方がそれを行うのは難しいため、とがった先端をたくさん束ねてツボにあたる確率を増やすわけです。

2 輪ゴムでつまようじを束ねます。この時、つまようじの先が水平に揃うようにしてください。何本か飛び出たり引っ込んだりしているとうまく効果が得られません。束ねてから机でトントン叩くなどして調整してみてください。

3 目的とするツボに軽く押し当てては離すことを繰り返します。つまようじの当たった跡がポツポツ皮膚上に残り、周辺の皮膚が赤くなってきたらそれでOKです。つまようじの先が潰れるほど押し込んだり、皮膚に穴が開きそうになるほど押し付けてはいけません。これも、痛みを我慢すればしただけ効果が高くなるということはありません。

ビーズテーピング

鍼灸臨床で使用される「円皮鍼」や「置き鍼」の代わりで、ビーズや米粒などの粒状のものをテープで貼付し、ツボに対して刺激を継続的に効率的に加える方法です。

1 3㎝程度に切ったテーピングテープの中央に、プラスチック製のビーズ(4㎜程)や米粒などを貼り付けます。

2 ツボにビーズや米粒の突起物が当たるように貼付します。

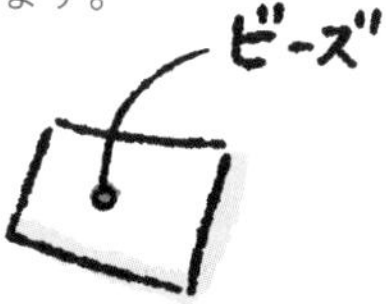

巻末資料 2

この本で使ったツボ

「ツボ（経穴）」とは、鍼灸医学で使われる、体の表面にあるとされている治療を行うポイントのこと。ツボは全身に存在しています。世界保健機関（WHO）が定める標準経穴は361穴。このなかから症状に合ったツボをその都度選び出して治療に使っています。この本では、次のツボを紹介しました。

百会《ひゃくえ》

左右の耳介の先端を左右の親指と中指で結んだラインと、鼻の頭から直上するラインが交わるところ

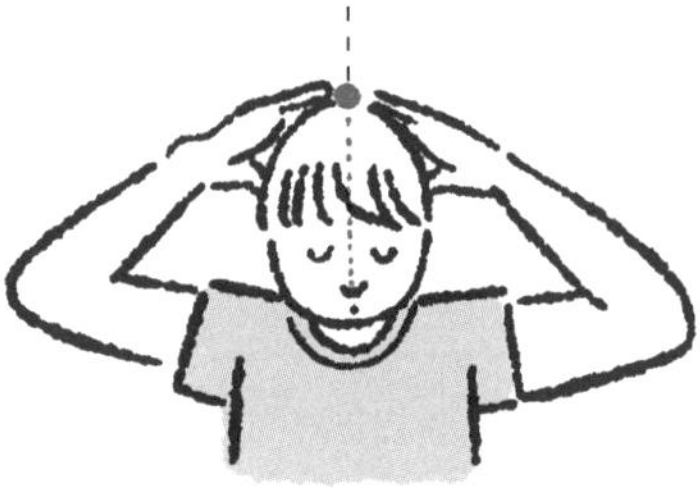

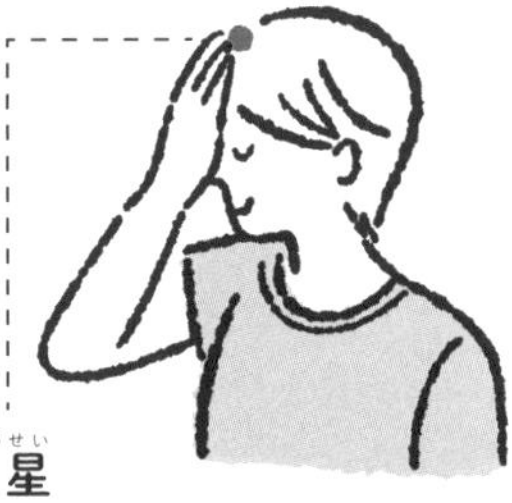

上星《じょうせい》

掌底（手の平の下の部分）を鼻尖につけ、中指が頭に当たったら、中指第一関節を曲げて指先が当たったところ

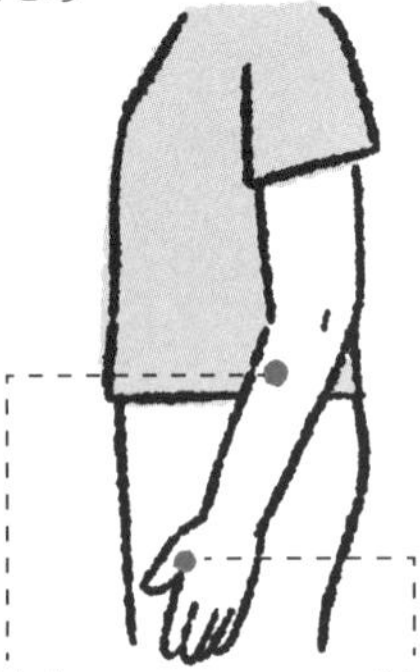

手三里《てさんり》

肘を曲げてできるしわから指3本、筋肉が一番盛り上がるところ

合谷《ごうこく》

親指と人差し指の間の水かきのところ、人差し指寄りの骨のきわ、左右ある

足三里《あしさんり》

膝のお皿の下の外側にあるくぼみから指4本分、左右ある

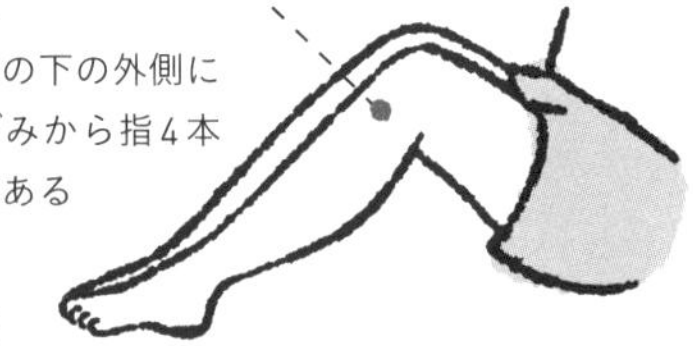

裏内庭《うらないてい》

足裏、足の人差し指の付け根の少し下、左右ある

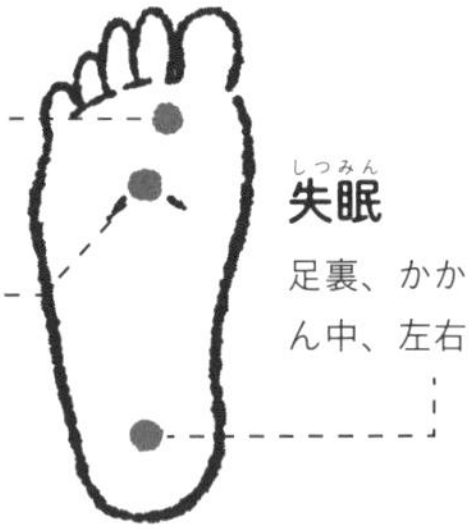

湧泉《ゆうせん》

足裏、足の指を握るようにして一番くぼむところ、左右ある

失眠《しつみん》

足裏、かかとの真ん中、左右ある

厲兌《れいだ》

足の人差し指の爪の生え際の外側、左右ある

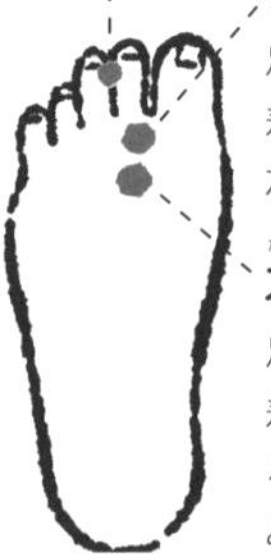

行間《こうかん》

足の甲の、親指と人差し指の間の付け根、左右ある

太衝《たいしょう》

足の甲の、親指と人差し指の骨が交差するところの前のくぼみ、左右ある

孔最《こうさい》

手首の脈をとるところとひじの内側のしわの中間付近で押すと痛いところ、左右ある

中脘《ちゅうかん》

肋骨が合わさったところにあるぐりぐりした突起とおへそを結んだラインの中間

完骨《かんこつ》

両耳の後ろにある出っ張った骨の先端付近にあるくぼみ

定喘《ていぜん》

大椎の左右両側指1本分、左右ある

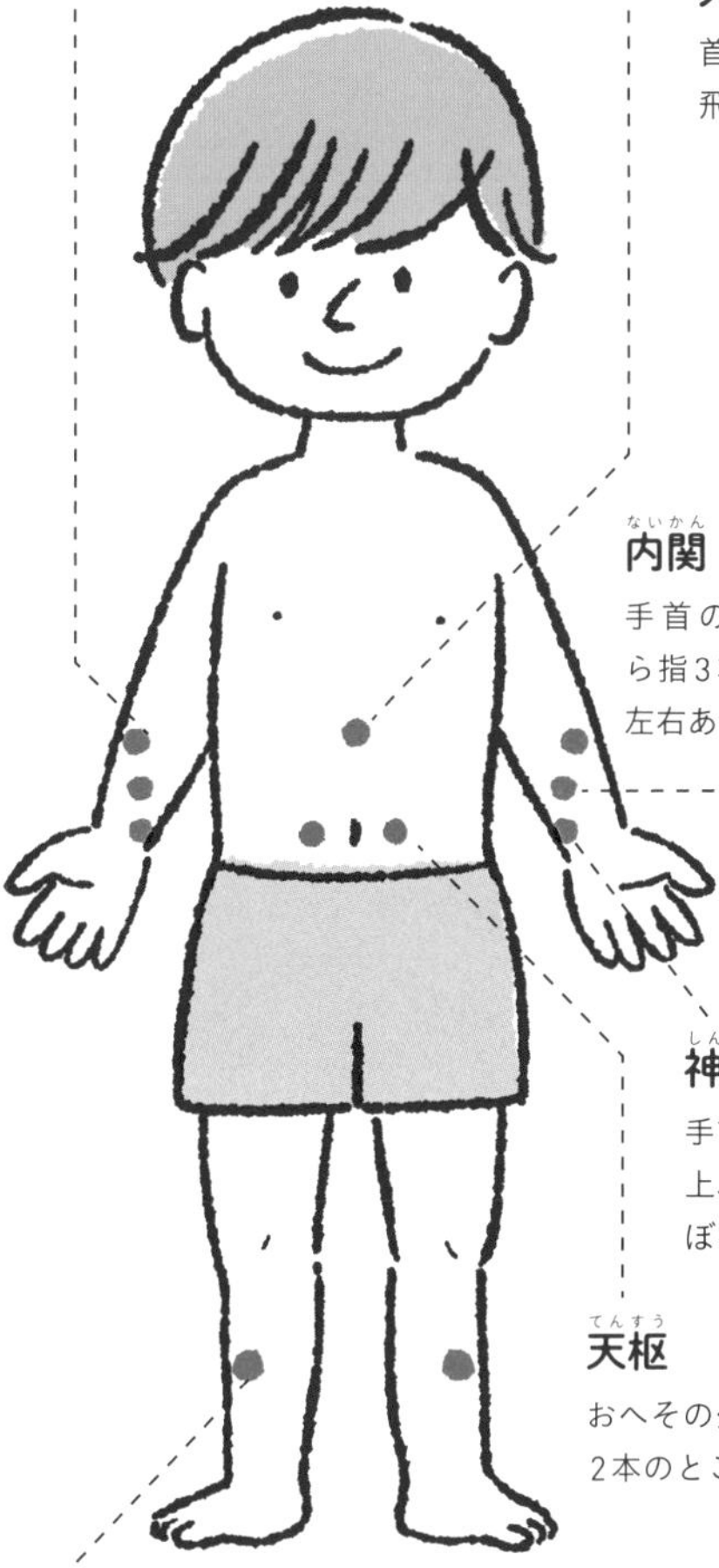

大椎《だいつい》

首を前に倒して一番飛び出た骨の直下

身柱《しんちゅう》

大椎から背骨3つ分下がったところ

内関《ないかん》

手首の内側の線から指3本上のところ、左右ある

神門《しんもん》

手首の内側のしわの上、小指側にあるくぼみ、左右ある

天枢《てんすう》

おへその外側、親指2本のところ

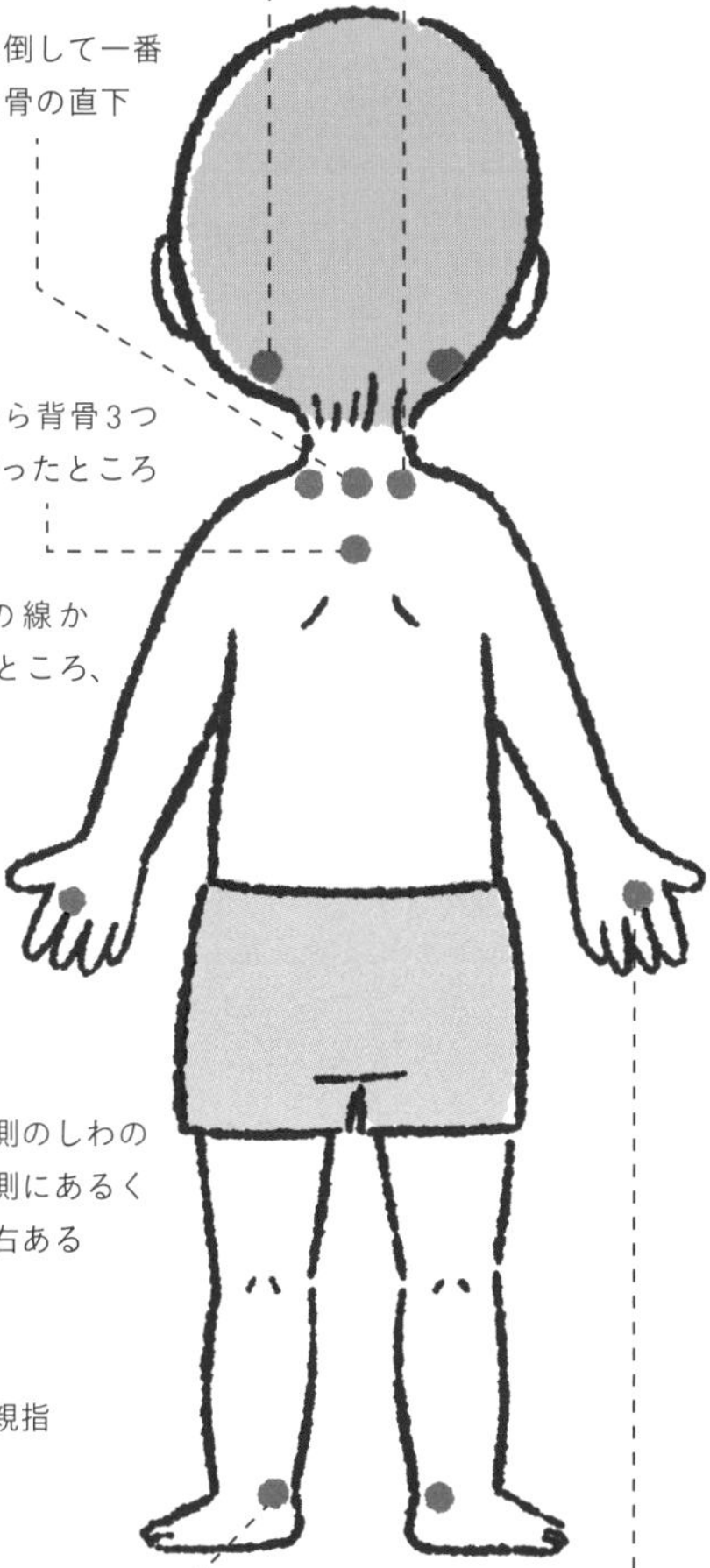

豊隆《ほうりゅう》

脛の少し外側で膝と足首の中間の高さ

崑崙《こんろん》

足首の外側にあるくるぶしの後ろ側で、アキレス腱との間のくぼみ、左右ある

落枕《らくちん》

手の甲側、人差し指と中指の股、骨と骨の間を指で手首側に押して突き当たるところ

巻末資料 3

子どもの漢方薬手帖

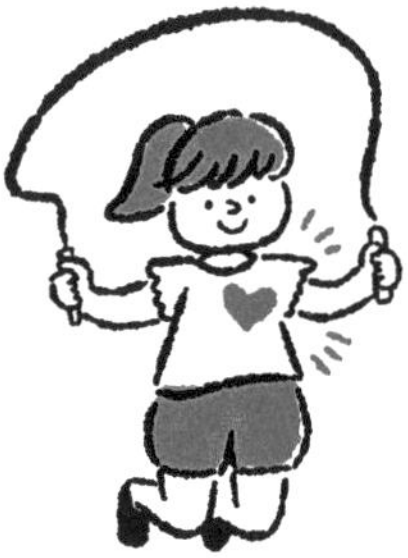

漢方薬は、長い伝統と豊富な経験から何種類かの生薬を組み合わせて作られています。生薬は自然界にある天然のものが由来で、作用・治療効果が認められたもの（植物や動物、鉱物）が、医薬品として用いられています。かかりつけ医、薬剤師または登録販売者に相談し、保護者の指導監督のもと、用法・用量を守って服用させてください。

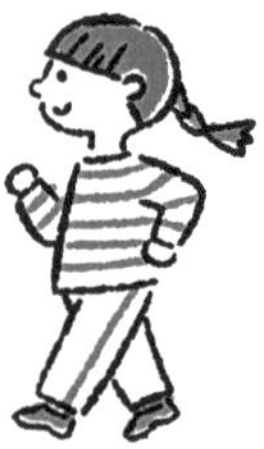

葛根湯《かっこんとう》

ほんのわずかでも寒気がしたら、必ず一服。ただし、「かぜひいたかな？」と思う直前くらいの調子のわるさをキャッチして服用しないと、うまく効かせられません。葛根湯の適応は「頭痛・発熱・項背強《こうはいきょう》・無汗」です。なんとなく頭がぼんやり痛いような痛くないような、ぼわっと熱いような、首と肩がこってきたような、汗は出ていない……このような時に使います。飲み続けない限り強い副作用が起こる心配がいらないので、いつもより寒い気がする、なんとなく肩がこる、首がこると思ったら、すぐに飲むこと。飲む時は必ず、温かいお湯や紅茶で飲みます。

桔梗石膏《ききょうせっこう》

かぜののどの痛みは、これ一剤でほとんど解消できます。葛根湯や小柴胡湯などと併用できます。たとえば、葛根湯の症状がある……しかも、のどが痛い、という時に葛根湯＋桔梗石膏という使い方が可能です。

宇津救命丸《うずきゅうめいがん》

乳幼児の夜泣き・疳の虫、下痢、食欲不振、ストレスなどに効く、市販の漢方です。直径2㎜の小さな丸形の薬で、生後三か月の乳児から服用できます。

越婢加朮湯《えっぴかじゅつとう》

むくみをひかせる作用と炎症や熱感を抑える作用を持つ漢方薬で、腫れのある関節痛や、充血や腫れ、鼻の奥にむくみのある花粉症に使われています。かぜで鼻づまりはあるが鼻水が出ない場合に応用することができます。

黄耆建中湯《おうぎけんちゅうとう》

黄耆建中湯は、小建中湯に黄耆を加えたもので、胃腸虚弱が元にある諸症状に用いられます。小建中湯と同様、虚弱体質の改善に使われたりしますが、黄耆が配合されていることによって、とくに、皮膚の状態(汗が止まらない、皮膚の病気が治りにくい等)の改善にも利用することができます。

桂枝茯苓丸《けいしぶくりょうがん》

桂枝茯苓丸は、「瘀血《おけつ》」という血液の滞りによる症状に対して使われている漢方薬です。主に血行不良の改善、または血行不良による痛みの緩和に働き、血の巡りが悪いことで起こる諸症状に用いることができます。子どもに対して使う場合は、もっぱら打身・捻挫・筋肉痛などの外傷による瘀血の改善用で、治打《ちだ》撲一方《ぼくいっぽう》が手に入らない場合の代用です。

五苓散《ごれいさん》

下痢、悪心、嘔吐に。水を飲むと胃の中に溜まるような感じがあり、場合によっては体を動かすとおなかからチャポチャポ音がしたりして、その上で下痢や吐き気があるような時に使います。また、気象病のめまいや頭痛、むくみや、二日酔いにも効能があります。

柴胡桂枝湯《さいこけいしとう》

胃腸症状、微熱、節々のだるい痛みなどがあるかぜの症状に。五苓散のように、胃の中がチャポチャポせず、なんとなくだるくて体が鈍く痛む感じがあり、食欲不振と排便の不調……ガス腹、かつゆるいのにうまく出てこない……ような症状がある時に使います。口が苦く感じたり、かぜの治りかけの時、どうもすっきりしない時にも。

銀翹散《ぎんぎょうさん》

のどの痛み、目の奥などにぼんやりした頭痛があり、冷え感があまり感じられない場合に。銀翹散は、「寒」が原因で起こるかぜではなく、「熱」が原因で起こる温病と呼ばれるかぜに対応できる方剤です。温病は、たいてい前触れなく始まる強いのどの痛みと、その後の急な発熱で始めるため、「寒」が原因で起こるかぜ(傷寒)と区別がつきます。なんとなくじわじわとのどが痛い、というものではなく、鼻の奥や扁桃のあたりがヒリヒリとして唾液を飲み込むとしみたりします。温病にかかっている時に、葛根湯などの傷寒に使う方剤を飲むと、急激に悪化します。強いのどの痛みがある場合は、決して葛根湯などを使わないでください。

桂枝湯《けいしとう》

葛根湯は汗が出ていないことが服用条件ですが、桂枝湯は葛根湯が使いたいような体感があっても、すでにじわっと発汗してしまっている時に使用します。そもそも桂枝湯に麻黄と葛根を加えて発汗力を強めたのが葛根湯で、葛根湯のボディは桂枝湯でできています。

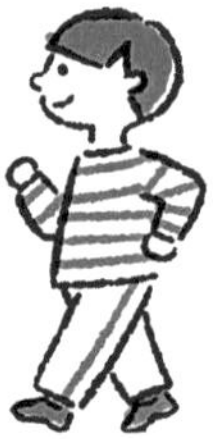

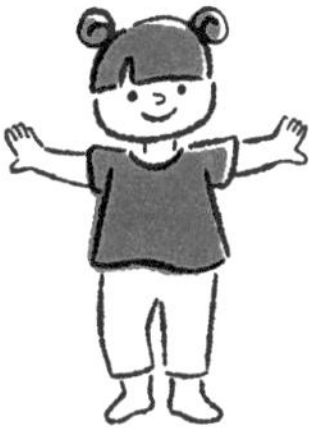

小柴胡湯《しょうさいことう》加《か》桔梗石膏《ききょうせっこう》

扁桃炎、扁桃周囲炎の治療、咽喉が腫れて痛む人に用いられます。最近では新型コロナ感染症への適用が知られていて、効果の高い方剤です。

小青竜湯《しょうせいりゅうとう》

鼻づまりではなく、透明な鼻水が出る、くしゃみが出る症状に加えて寒気を感じる場合に。アレルギー性鼻炎、花粉症にも。

辛夷清肺湯《しんいせいはいとう》

黄色っぽい鼻水が出て、鼻が詰まるような症状に。かぜがこじれて発生する副鼻腔炎の治療にも使用され、かぜがかなり進んでからの鼻づまりに使えます。ただし、これが必要になるくらいまでこじらせた場合は効き目が出るまでかなり時間がかかることがほとんどです。

治頭瘡一方《ちずそういっぽう》

ある程度体力のある小児の、首から上の皮膚症状、特にジュクジュクしたものでかゆみがある症状に適応します。日本で発明された方剤で、大人に応用されることもあります。

酸棗仁湯《さんそうにんとう》

酸棗仁湯は、神経を鎮めて寝つきをよくする効果があります。体力の低下や、心身が疲労していてなかなか寝付けない場合や、寝汗がひどい場合に効果が期待できます。睡眠薬とは違って、すぐに眠気が出てくるような強い効き方ではありませんが、飲み続けていくことで、眠るための体力がついて眠りやすくなっていきます。

芍薬甘草湯《しゃくやくかんぞうとう》

筋肉がけいれんして急に強い痛みが出た方、運動中や就寝中に足がつる方、たまに運動するとこむらがえりや腰痛を起こす方などにおすすめの製剤です。この方剤は即効性があり、現代医学でも作用する機序が解明されていて、体質に関係なく使える薬です。

小建中湯《しょうけんちゅうとう》

建中とは、中(中焦のお腹、脾胃、消化器機能)を建て直すという意味で、消化器機能の低下、体力の低下などのある虚弱者や小児の体質改善によく使われている漢方です。

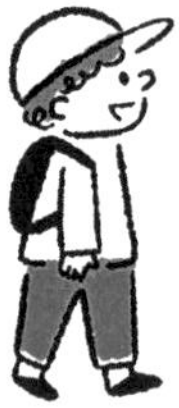

麻《ま》黄《おう》附《ぶ》子《し》細《さい》辛《しん》湯《とう》

葛根湯が不適応だけれど葛根湯が合いそうな症状があり、かつ手足が冷えて眠くてだるくて横になりたいようなかぜの症状に使います。葛根湯よりもこちらの薬剤のほうが適応する方は多いのですが、ドラッグストアなどでは手に入りにくいです。

麦《ばく》門《もん》冬《どう》湯《どう》

湿った咳が出て、痰が切れにくい、咳き込んで止まらない場合に。痰をゆるめて排出しやすくして、咳を鎮めます。これを服用すると一時的に痰が増えますが、切れやすくなり、その後症状が治まります。

麻《ま》杏《きょう》甘《かん》石《せき》湯《とう》

乾いた咳だけがしつこく残ってしまった時に。小児喘息の前駆症状の時にも使います。いわゆる咳喘息のような症状にも効きます。

樋《ひ》屋《や》奇《き》応《おう》丸《がん》

宇津救命丸と同様、乳幼児の夜泣き・疳の虫、下痢、食欲不振、ストレスなどに効く市販の漢方です。

抑《よく》肝《かん》散《さん》

抑肝散は、「イライラする」「興奮している」状態の神経の高ぶりを落ち着かせてくれる漢方です。筋肉の緊張をゆるめてくれる作用もあります。イライラや不眠などの精神症状に使われることが多く、子どもの夜泣きや不眠、老人の認知症の周辺症状に使われます。母子同服といって、親子で飲むことも効果的です。

麻《ま》黄《おう》湯《とう》

麻黄製剤の代表的なものです。寒気や発熱、節々の痛みがあり、発汗していないものに適応します。葛根湯が適応の症状よりも激烈な時、インフルエンザに類するようなかぜ症状の時に使用します。

おわりに

本書は、子どもの養生に関して、忙しい親御さんにわかりやすいように執筆することが目標でした。「わかりやすい言葉で」「文章を短めに」とのオーダーがあり、それに関してはクリアできたのかな？　と思っています。ただし、わかりやすさや読みやすさとはまた別のところにあるのが、実践することです。ところで、ここまで読んだ親御さんたちは養生を実践できているでしょうか？

「はじめに」で、養生とは飲食起居をコントロールすること、具体的には「寝る」「食う」「動く」をととのえること、とお伝えしました。子どもの場合の養生はお伝えしたとおりです。大人のベーシックな養生は、

・夜中12時前に寝る
・朝は少なくとも8時前に起きる。休日も。
・食事は1日3回、20㎝くらいの皿の半分が野菜、4分の1がタンパク質、4分の1が炭水化物の割合で。
・甘いおやつは基本、食べない。自分にとって特別な日はどうぞ。
・晩酌は控える。アルコールは特別な時に限って飲むこと。
・運動はウォーキング1日６０００～８０００歩。それ以外に、1日5分は呼吸と心拍が上がるものをすること。全力のラジオ体操でよい。

これだけです。細々とした、寝る前にスマホを使わないとか、バスタブにつかるのは睡眠の2時間前がベスト、などは後回しです。右記の項目を、誕生日やお

正月やクリスマス、冠婚葬祭などの特別な時を除いてずっと続けます。

　わが家の子どもたちが、苦もなく養生を身につけて、素直にこの生活を続けられている理由は、親がそうしているからの一言に尽きるのです。諭して行わせているわけではなく、家庭環境がそうだから、実践できるわけです。

　生活習慣は「焼き付け」のもので、有無を言わず丸呑みしなければならないものだと思っています。なぜなら、人の体の仕組みがそうなっているから要求される条件であって、やらないとたくさん病気をして、早くダメになって死んでしまう……理由はそこにしかないからです。「なんで植物に水をあげるの？」と聞かれたら「あげないと枯れるから」と答えるのと同じです。

　さまざまな患者さんと相対して、「どうしてこれをしないとならないの？」と聞かれ、言葉を尽くして答えても「でも、これは？」とさらに質問され……まったく実践しない状態を目の当たりにしてきました。納得すればやるのかといえば、人間、そんなもんじゃないのですよね。子どもも同じです。

「どうしたら続けられますか？」と聞かれることもたいへん多いです。永遠のテーマなのでしょう。これに関しては、私が主宰するＳｔｕｄｉｏ Ｌｉｂｒａのシュアイジャオ担当・駒井先生がよいソリューションを提示してくれていました。彼の筋トレ継続理論は、次のとおり。

「初日がやる気１００％だと、次の日からは下がるしかないのだから、初日から100%やってはダメなんです。もう少しできたのに、と思うところでやめるんですよ。そうすると、ほら、今すぐやりたいでしょう?」

これは本当に、なにを継続するにしても同じだと思います。初日から全部を確実にやろうとすると続きません。養生の場合、まずは「寝る」「食う」「動く」のひとつだけ(寝ることを最初に保全して)、継続していくのです。

そしてもうひとつ、私が提唱しているソリューションが「やめてへんし理論」です。三日坊主で、3日続けた後に7日休んでしまったなら、8日目に「いや、やめてへんし、続いてるし」と言ってしれっと戻す……これを永遠に繰り返すのです。そうしたら、一生続きます。なにかを継続するためのやり方、休養の取り方や復帰の仕方も、子どもは親のやり方をきちんと見ています。

子どもは親を見て育ちます。お子さんを持った今、ご自身の生活をガラッと変えるチャンスだと捉えて、やってみてください。大丈夫です、できます。大体、私がそうでしたから……。子どもを持って、ガラッと生活習慣を変えたのですよ。早寝・早起きになり、運動をし、アルコールを控え、かっちり養生する生活に。「子どもがいると忙しくてできない」のではなく、「子どもがいるからやらないと」なのです。

子育て、頑張ってくださいね。私も頑張ります。

2024年2月　二児の母・鍼灸師　若林理砂

若林理砂
(わかばやし・りさ)

臨床家・鍼灸師。1976年生まれ。高校卒業後に呉竹学園・東京医療専門学校にて鍼灸免許を取得。早稲田大学第二文学部卒(思想宗教系専修)。2004年にアシル治療室を開院。古武術を学び、趣味はカポエイラ。著者自身も子ども2人を育てる母であり、親子で通う患者も多い。患者の気質にあわせた体調のととのえ方、鍼灸師ならではの自宅で簡単にできる「ペットボトル温灸」や「つまようじ鍼」、運動や漢方薬の使い方を提案し、忙しい人でも無理なくできる現実的な生活習慣のととのえ方が人気。著書に『決定版東洋医学式女性のカラダとココロの「不調」を治す50の養生訓』(原書房)、『安心のペットボトル温灸』(夜間飛行)、『決定版からだの教養12カ月食とからだの養生訓』(晶文社)、『絶対に死ぬ私たちがこれだけは知っておきたい健康の話』(ミシマ社)など多数。

寝《ね》る・食《く》う・動《うご》く
子《こ》どもの養生習慣《ようじょうしゅうかん》60

2024年3月5日　第1刷発行

著者　若林《わかばやし》理砂《りさ》

発行者　佐藤　靖
発行所　大和《だいわ》書房
東京都文京区関口1-33-4
電話03-3203-4511

装画・イラスト　木下綾乃
ブックデザイン　細山田光宣　奥山志乃
(細山田デザイン事務所)
校正　二タ村発生

本文印刷　光邦
カバー印刷　歩プロセス
製本　ナショナル製本

ISBN978-4-479-78600-9

https://www.daiwashobo.co.jp